みんなに役立つ

# 生活習慣病対策
－視覚障害者の事例から－

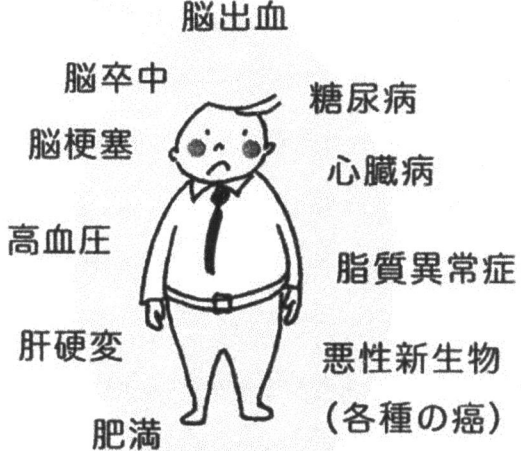

社会福祉法人桜雲会点字出版部

## 発刊にあたって

　生活が豊かになるにつれて食生活や生活習慣が欧米化し、その結果、肥満、高血圧症や糖尿病などいわゆる生活習慣病が増加してきました。その対策として食生活、運動、休養を三本柱にして生活習慣の改善を図り、ある程度予防することができるようになってきました。しかし男性では、とくに30～40歳代に肥満、女性では20歳前後に極端に痩せる、るい痩が増加しています。

　視覚障害者の場合も同様に肥満などを引き起こす生活習慣病が問題となっています。しかし、食生活や運動などの情報不足のため生活習慣病対策を実施できていない人が多くいます。

　当会では視覚に障害をもった人の役に立てればと考え、財団法人日本宝くじ協会の助成を受け、＜生活習慣の基礎＞、＜食生活の実際＞や＜運動方法＞など詳しい知識もつ先生

方と実際に健康な生活を送っている視覚障害の方々に執筆を依頼し、「視覚障害者が語る生活習慣病対策」をテーマとして編集、作成して、全国の自治体や盲学校、点字図書館などへ配布してきました。しかし、近年弱視の方が増加して、拡大文字図書への要望も多く、そこで当会では点字原稿を基に弱視者や高齢者の方々が理解しやすいように改変し、新しいデータを加えて「みんなに役立つ生活習慣病対策－視覚障害者の事例から－」と題して発行することになりました。

　最後になりましたが本書の作成にあたり、ご協力下さいました方々に厚くお礼申し上げます。

　本書が点字図書と同様に読者の方々の実生活の一助となれば幸いです。

平成25年3月20

社会福祉法人<br>桜雲会

# 目次

第1章　生活習慣病の基礎知識 ・・・・・・・・・・・7
　1　生活習慣病とは ・・・・・・・・・・・・・・9
　2　健康な体とは ・・・・・・・・・・・・・・・17
　3　健康診断と関連する用語 ・・・・・・・・・・18
　4　自宅でできる検査 ・・・・・・・・・・・・・26
　5　無理のない健康維持の方法 ・・・・・・・・・43
　6　病気ごとの各論 ・・・・・・・・・・・・・・54
　7　疾病予防に心がけておくべきこと
　　　　　　　　　　　　　・・・・・・・・・・・59

第2章　栄養と食事 ・・・・・・・・・・・・・・・63
　1　栄養素の適切な摂取量 ・・・・・・・・・・・65
　2　1日の食事の量的な目安 ・・・・・・・・・・69
　3　栄養と食事に関する疑問にお答えします
　　　　　　　　　　　　　・・・・・・・・・・・85
　参考　エネルギーの目安量 ・・・・・・・・・・・98

## 第3章　運動による対策 ･･････････103
1　日本人と健康 ･･････････････････105
2　健康と運動　･･････････････････109
3　運動方法の紹介　･･････････････116
4　運動を継続するコツ　････････････130
　参考　測定機器の使い方　･････････････134

## 第4章　視覚障害者が語る生活習慣病と
　　　　　健康維持対策　･････････････141
1　糖尿病とつきあう　･････････････143
2　浄水器とのつきあい方　････････････155
3　わたしの健康維持のための生活習慣
　　　　　　　　　　　　　････････････165
4　私の健康法　･･････････････････174
5　健康づくりと運動　･････････････196
6　毎日を元気に過ごすために　･････････207

# 第1章　生活習慣病の基礎知識

前東京家政学院大学
教授　薩田清明

## 1　生活習慣病とは

　昭和30年代から昭和50年代にかけて悪性新生物、心疾患、脳血管疾患などによる死亡は、全死亡の44％から60％台へと大きな上昇がみられました。これらの疾患は40歳前後から死亡率が高くなり、40歳〜60歳位の働き盛りに多い疾患でもあります。すなわち成人に多い疾患であることから、これらの疾患は「成人病」と名づけられました。そのためその予防対策として早期発見・早期治療による死亡率の低下を目的とした第二次予防に重点が置かれてきました。
　しかしその予防には一人ひとりの日常の生活習慣の改善と健康増進に努めることが重要であることから、従来の「成人病」という呼称から「生活習慣病」という概念が平成8(1996)年から導入されるようになりました。
生活習慣病の定義は「日常の食生活、運動習慣、休養、喫煙、飲酒などの生活習慣が、これらの疾患の発症、進行に関与する疾患群」です。

## 1. どういう病気が入るのか

現在、生活習慣病に含まれるものとして悪性新生物（各種のがん）、循環器病（脳出血、脳梗塞、虚血性心疾患、高血圧疾患）、糖尿病、脂質異常症（高脂血症）、肝硬変、肥満、歯周病などが該当します。

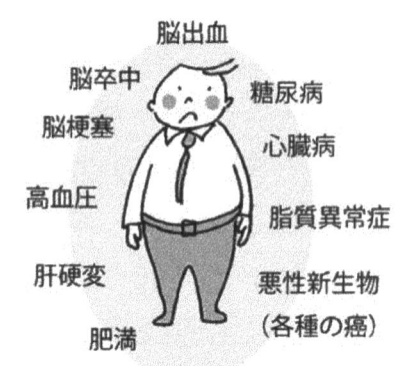

**生活習慣病**

これらの疾患は特に栄養に関する内容の多いことが特徴で、そのために栄養の改善がその予防や成人保健の柱として重要であることを反映しています。

**これらの生活習慣病の特徴は、**
① 働き盛りの年齢層に多い。そのため社会的にも、経済的にも深刻な影響を与えている。
② 原因不明のことが多く慢性的、潜在的に症

状が進行する。
　③ 完全治癒が困難なことが多い。
などです。

## 2．主な疾患の原因

　悪性新生物の原因物質として、
　① 食品・嗜好品中に存在する発がん物質。
　② 食事パターンと摂取カロリーとの関係。
　③ 食物繊維摂取の有無。
などが考えられています。

　主な悪性新生物と危険因子との関係は表 1、その他の生活習慣病と危険因子との関係は表 2 に示すとおりです。取り上げた 16 の悪性新生物のうち、乳がんまでの 10 の悪性新生物は何らかの食品の過剰摂取、または食品中の有害物質の摂取が危険因子となっています。また、甲状腺がんではヨウ素（海藻類、海産動物中に存在）の欠乏または過剰摂取が危険因子です。
　生活習慣との関連でみると、喫煙を危険因子とするものに肺がんと口腔がんがあります。さ

らに喫煙は胃がん、食道がん、膵臓がん、喉頭がん、膀胱がんとの関連も古くから指摘されています。

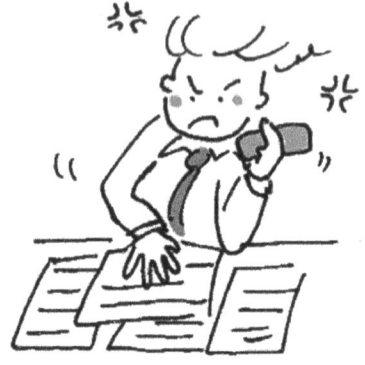

## 表1　悪性新生物のリスク要因

| 疾患 | 危険因子 | 防御因子 |
|---|---|---|
| 胃がん | 塩辛い食品，喫煙，燻製食品，ヘリコバクター・ピロリ菌，ニトロソアミン土壌など | ビタミンC，野菜，果実 |
| 食道がん | 喫煙，飲酒，熱い飲食物など | 野菜，果実 |
| 結腸がん | 高脂肪食，肉食，低い身体活動，腸内細菌叢の変化，遺伝など | |
| 肝臓がん | HBC・HVCキャリア，アフラトキシン，飲酒，住血吸虫など | |
| 肺がん | 喫煙，大気汚染，石綿（扁平上皮がん，悪性中皮腫）など | 野菜，果実 |
| 膵臓がん | 高脂肪食，喫煙など | |
| 口腔がん | 喫煙（唇・舌），飲酒など | |
| 咽頭がん | EBウイルス（上咽頭癌），喫煙、飲酒など | |
| 喉頭がん | 喫煙，男性，アルコールなど | |
| 乳がん | 高年初産，肥満，未婚，無授乳，脂肪の過剰摂取，家族歴など | |
| 子宮頸がん | 早産，多産，貧困，不潔，流産，ヒト乳頭腫ウイルスなど | 母乳授乳 |
| 子宮体がん | 肥満，糖尿病，ピル・エストロゲン常用，未婚，妊娠回数が少ないなど | |

| | |
|---|---|
| 膀胱がん | 喫煙，ビルハルツ住血急虫，防腐剤，鎮静剤乱用など |
| 皮膚がん | 日光（紫外線），ヒ素など |
| 白血病 | 放射線，ベンゼン，小児白血病，ダウン症児，地域集積性など |
| 甲状腺がん | ヨード欠乏または過剰、放射線被曝 |

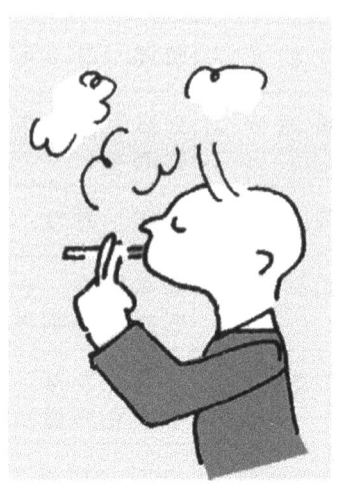

## 表2　その他の生活習慣病のリスク要因

| 疾　患 | 危　険　因　子 | 抑制因子 |
|---|---|---|
| 脳出血 | 高血圧，過重労働，蛋白質摂取不足，過度の習慣的飲酒，ストレス，寒冷，食塩，低アルブミン血症，家族歴など | |
| 脳梗塞 | 高血圧，運動不足，糖尿病，肥満，食塩，喫煙，家族歴，加齢，脂質異常症など | 有酸素運動 |
| 虚血性心疾患 | 高血圧，糖尿病，脂質異常症，喫煙，肥満，過度の飲酒，運動不足，ストレス，年齢，性など | 適度の飲酒 |
| 高血圧性疾患 | 寒冷，食塩，肥満，カリウム（野菜，果実）の摂取不足，ストレスなど， | 減量 |
| 2型糖尿病 | 家族歴，肥満，脂質の過剰摂取，運動不足，薬剤（降圧剤）など | |
| 肝硬変 | ウイルス性肝炎（HBV・HCV），多量飲酒（アルコール性）など | |
| 肥満 | 過食と運動不足，「単純性肥満（本態性肥満）」など | |
| 歯周病 | プラーク（歯垢），口腔内細菌および細菌由来の物質など | |

## 3．生活習慣病の現状

　昭和 15（1940）年から昭和 25（1950）年の死因別順位の第一位は結核でしたが、その後の死亡数は著しく低下し、平成 22 年は第 26 位でした。結核に次いで第二位であった脳血管疾患は昭和 30（1955）年より第一位となり昭和 55（1980）年まで続きましたが、平成 19（2007）年からは第三位、平成 23（2011）年には第四位となっています。一方、心疾患は昭和 60（1985）年より第二位を占めています。悪性新生物（がんなど）は昭和 55（1980）年以降第一位となり増加し続けています。これら 3 つの生活習慣病による死亡割合は全死亡の約 60 ％を占めています。

　平成 20（2008）年の患者調査によると、医療機関を受診している総患者数は高血圧性疾患が 797 万人（医療費は 1 兆 8921 億円）、糖尿病は 237 万人（1 兆 1854 億円）、悪性新生物は 152 万人（2 兆 9577 億円）、脳血管疾患は 134 万人（1 兆 6720 億円）、虚血性心疾患は 81 万人（7700 億円）であり、合計すると 1400 万人で、医療費の

合計は 8 兆 4772 億円となっています。これは平成 21 年度の一般診療医療費 26 兆 7425 億円の 31.7 ％を占め、さらに平成 21 年度の総国民医療費 36 兆 0067 億円の 23.9 ％に相当しています。

## 2　健康な体とは

　WHO 憲章（1946 年）の前文で、健康を「**単に疾病がないとか、虚弱でないだけでなく、身体的・精神的・社会的にも完全に良好な状態である**」と定義し、「**最高の健康水準を享受することは、すべての人間の基本的な権利である**」と述べています。さらに日本国憲法では、「**健康は国民の権利である**」と規定しています。

　これらのことは、外観的にも、臨床的にも疾病ではないこと、また統合失調症、気分（感情）障害（躁うつ病を含む）などの精神障害でもないこと、さらに社会生活をする上で悩みや心配ごとなどもまったくないことを意味します。

## 3　健康診断と関連する用語

　40歳を過ぎると生活習慣病が健康をおびやかすようになります。そこで職場や学校などでは定期的に健康診断を行い病気の疑いのある人を見つけ出します。そのため定期的に行われる健康診断は、40歳未満では身長、体重、BMI、視力、聴力、胸部X線検査、及び尿検査(糖、蛋白)が検査されます。40歳以降では前記検査に血液検査、心電図が追加されます。

### １．40歳未満の人が受ける定期検査

　医療機関によって異なりますが、身長、体重、視力，聴力は省かれる場合があります。
　BMIについては「自宅でできる検査」の項を参照してください。

表3　通常の身体検査

| | 正常値（裸眼） | 異常値 | | 疑われる病気 |
|---|---|---|---|---|
| 視　力 | 1.2〜0.8 | 0.6 以下 | 視力矯正 | 近視、乱視、白内障、緑内障 |
| 聴　力 | 1000Hz (0〜35dB)<br>4000Hz (0〜40dB) | 40〜60dB<br>60dB 以上 | 補聴器 | 難聴、中耳炎<br>高度の難聴 |
| 尿検査 | | | | |
| 糖（試験紙）<br>（定量検査*） | －　陰性<br>1g/1日 以下 | ＋〜5＋<br>1g/1日 以上 | 定量検査* | 腎性糖尿、糖尿病 |
| 蛋白（試験紙）<br>（定量検査*） | －　陰性<br>100mg/1日 以下 | ＋〜3＋<br>100mg/1日 以上 | 定量検査* | 腎炎、ネフローゼ症候群 |

*定性検査で異常値が出た場合、精密な定量検査を行う。

## 2．40歳以上の人がうける定期検査

### 血液検査

貧血検査、肝機能検査、血中脂質検査、血糖検査が行われます。

### A　貧血検査
a. 赤血球数

男：1μl*中 410〜530万

女：1μl中 380〜480万

疑われる疾患

低値：貧血、

高値：多血症

* 1μl（マイクロリットル）：1/1000mml（ミリリットル）

b. ヘモグロビン*

男：1 dl中 13.6〜16.8

女：1 dl中 12.0〜15.2

*1ヘモグロビン：赤血球の大部分を占める血色素（ヘムという鉄分とグロビンという蛋白質が結合したもので、酸素を結合して細胞に酸素を提供し、ガス交換する）。

c. ヘマトクリット*

　　男：38.0 〜 48.9 ％

　　女：34.0 〜 43.9 ％

＊ヘマトクリット：血液中に含まれる赤血球の割合。

a 〜 c の検査を一定の式にあてはめて算出した数字を恒数といい、貧血の種類を表します。

**MCV**(平均赤血球容積)
ヘマトクリットと赤血球数の比：
1pg*中 78 〜 101

**MHC**(平均赤血球血色素量)赤血球中に含まれるヘモグロビンの平均値：
1pg*中 28.0 〜 34.9

＊pg：1兆分の1グラム

**MCHC**(平均赤血球血色素濃度)一定量の血液中の赤血球容積に対するヘモグロビンの割合：31.0 〜 35.9 ％

---------------------------------

3つとも高め：
ビタミン $B_{12}$ 欠乏症、肝障害、その他

3つともほぼ基準値：
　再生不良性貧血、溶血性貧血、その他
3つとも低め：
　鉄欠乏性貧血、ヘモグロビン異常、その他
その他：
　白血球数：1μl中 3300〜8500
　　増加：肺炎などの感染症、白血病
　　減少：再生不良性貧血
　血小板数：1μl中 14.0〜35.9万個
　　低値：血小板減少性紫斑病、再生不良性貧血、白血病、肝硬変、その他
　　高値：血小板血症，また梗塞を起こす危険性がある。

B　肝機能検査

肝臓の代謝異常を調べる検査
　a. **GOT**(グルタミン酸オキザロ酢酸トランスアミナーゼ)と **GPT**(グルタミン酸ピルビン酸トランスアミナーゼ)
　　アミノ酸の代謝系に関与する酵素。肝臓などの臓器の細胞が壊れる時、血液中に漏れ出る酵素。

正常値：前者が 1μl 中 10 ～ 40IU*

後者が 1μl 中 5 ～ 40IU

最近、GOT を AST（アスパラギン酸・アミノトランスフェラーゼ）、GPT を ALT（アラニン・アミノトランスフェラーゼ）と呼んでおり、検査では AST、ALT と表現されています。値が上昇すると急性肝炎、慢性肝炎、肝硬変、アルコール肝炎などが疑われます。

*IU：生態に対する効力によって量を表した単位。

b. γ-GTP（ガンマ・グルタミール・トランスペプチターゼ）

a.と同様アミノ酸の代謝系に関与する酵素。アルコール性肝障害の診断に用いられる。

その他の肝障害


C　血中脂質検査

動脈硬化症や梗塞の診断を目的とする検査

a. 総コレステロール

コレステロールには遊離コレステロールと脂肪と結合したエステル型コレステロールがあり、両者を総合した血液中のコレステロールの量を現します。
正常値：1dl 中 140 ～ 219mg
　高値 ：高脂血症、動脈硬化症、心筋梗塞、その他
　低値 ：甲状腺機能亢進症、肝硬変、その他

b. HDL コレステロール
俗に善玉コレステロールと呼ばれます。リポ蛋白（中性脂肪やコレステロールが蛋白質と結合したもの）の中でコレステロールが少なく、アポ蛋白(リポ蛋白から非蛋白成分を除いた部分のこと)が約 50 ％を占めるものを HDL コレステロールといいます。
　低値：高脂血症、動脈硬化症、高血圧、その他

c. 中性脂肪（TG：トリグリセライド）
体内にある脂肪の一種。中性脂肪はエネルギー源として利用され、過剰のものは

脂肪組織や肝臓に蓄えられます。
正常値：1dl中50〜149mg
高値：高脂血症、動脈硬化症、糖尿病、肥満、その他
低値：肝機能障害など

d. 血糖（グルコース）
血液中のブドウ糖（グルコース）の濃度を測定する検査
正常値：1dl中70〜109mg
高値：糖尿病、膵炎、肝炎、その他
低値：インスリノーマ（膵島腺腫）など

## D　心電図

　心筋は一定のリズムで収縮を繰り返しています。その際微弱な電流を発生します。その電流を波型にして記録したものを心電図と呼び、心臓のリズムや脈の異常を知ることが出来ます。

　検査は患者を仰向けに寝かせ、両手、両足首に電極を置くほか、胸部に6個所に電極を置いて電流の変化を記録します。

◎　心電図の名称
　P波：心房の収縮
　PQ時間：心房から心室に興奮が伝わる
　QRS波：心室の収縮
　ST波：心室の興奮の終わり
　T波：心室の収縮からもとへ戻る
この波形に異常が生じて疑われる疾患：
　　不整脈、狭心症、心筋梗塞、その他

# 4　自宅でできる検査

　自宅でできる検査の代表は尿検査です。子供から大人まで毎日数回にわたり排泄している尿を自分の目でみて、問題がない〈健康〉か、ちょっとおかしい〈病気かなぁ〉、これは異常〈病気〉という判断を自分ですることは健康な生活をする上で、とても重要なことです。
　視覚障害者も家族などの目を借りて、自分の健康状態を把握してみてはいかがでしょうか。

## 1．尿

尿の直接検査でわかる病気として腎臓病、膀胱炎、尿管・尿道の病気、血液の病気、肝臓病、心臓病などがあります。病院の初診時には必ず尿検査が行われます。尿検査は極めて簡単、かつ短時間（直接〜2分以内）でわかるので、最も手軽な健康度チェックとして、定期的（一ケ月に2回ぐらい）に実施してみてはどうでしょうか。

正常な健康成人では1日の排尿回数は昼間が4〜6回、夜間は0回、尿量は飲んだ水の量にもよりますが、おおむね1000〜1500mlです。

毎日のように排泄する尿量で体調の変化（生理的変化か、病理的変化か）を知ることは重要なことです。

例えば

1日の排泄尿量が2000ml以上を**多尿**といい、尿崩症（うすい尿を多量：4000ml以上排泄する病気）

腎臓病や糖尿病などが考えられます。

尿がでない、少ないものとして400ml以下を

乏尿といい、発熱、発汗、嘔吐、下痢などによる脱水、急性腎炎、結石、腫瘍、肝硬変、心不全などが考えられます。

★ 頻尿とは：排尿回数が増加した状態です。
排尿回数は個人のもつ尿量と膀胱容量とで決まりますが、特に夜間のみに回数の増加した状態を夜間頻尿といいます。
　これには膀胱炎、前立腺炎、尿道炎、緊張状態などが考えられます。

★ 閉尿とは：膀胱内に尿は溜まるが排尿できない状態で前立腺肥大、尿道狭窄などに多くみられます。
　またスポーツで汗をかいた後は少なくなりますが、水を飲めば問題ありません。
　毎日排泄する尿の色調は自分の健康状態を判断する上で最も重要です。
　正常な尿の色調は淡黄色〜淡黄褐色を示します。これは胆汁の色素や食物の色素が溶け込んだものです。

★ 赤い尿（血尿）とは：血液が混じっているもので、尿路の出血や腎炎、腎盂腎炎、腎結石などが考えられます。

採尿直後の尿が濁る場合は細菌の混在、腎炎、膀胱炎、泌尿器系に細菌が感染していることが考えられます。

ただし、正常な尿でも、採尿直後は透明なのに時間が経つと自然に濁ってくることがあります。

**オレンジ色**はビタミン剤の服用時にみられます。

さらに**コーラ色**は、その色彩の程度により肝臓病の程度を表わしていることがあります。

起床直後の第一尿は色調も濃く、臭いも強くなります。しかし、第二尿以降は色調も臭いも正常（芳香性）にもどります。

採尿直後に不快なアンモニア臭を呈していたら尿を作る過程、特に**膀胱炎**が疑われます。

甘ったるい果実のような臭いは、かなり進行した糖尿病のときにみられることが多いといわれています。健康な人の尿でも、排尿後の時間が長くなると尿成分が分解しアンモニア臭を呈することがありますので、判断を誤らないようにしましょう。

**腎臓は**血液中に含まれる体に不要、または有

害な物質を濾過して尿として体外に排泄する機能を有しています。一般に尿中にはタンパク質、尿素、尿酸、アンモニア、アミノ酸、解毒物質なども含有しています。これらの物質の量的および質的変化を検査することにより健康状態を知ることができます。さらに尿中の**異常物質**（タンパク質、糖、細菌、赤血球など）出現により、泌尿器系（腎臓、尿管、膀胱、尿道）の疾患ばかりでなく心臓、肝臓、内分泌腺などの機能の異常を知ることができます。

　ここでは**家庭でできる尿検査**について記述します。

① 検査（タンパク，糖，その他の尿検査）
　OTC（Over The Counter）検査薬を用いる方法です。OTCの意味は、一般市民が市内の薬局で薬剤師の指導は受けるが、医師の診察や処方がなくても買える店頭販売の検査薬のことです。これは医療機関を受診することなく、自分の健康管理は自分で行うという自己健康管理の考えを利用するもので、OTC検査薬が

活用されます。

　この製品は細長いスティック状の特殊な紙片の先端に検査目的（タンパク、糖、潜血など）に対応した試薬を浸みこませた濾紙片を張り付けたものです。このスティックの試薬部を尿に浸し、すぐ取り出し、取りだした直後から30秒後に添付されている比色表（検査目的とする成分量に応じて複数の比色表が示されています）と比較して判定します。

**検査項目**

　糖の1項目のものが2社（テルモ、シオノギ）

　糖・タンパクの2項目のもの2社（テルモ、栄研化学）、

　糖・タンパク・潜血の3項目のもの1社（テルモ）

から市販されています。価格は包装されているスティックの数にもよりますが、おおむね1000〜2000円、5枚入り、10枚入り、50枚入りなどがあります。

　使用上または取扱い上の詳細な注意については添付されている文書に従うことが大切です。

② 使用上または取扱い上の注意について
OTC検査薬はあくまでも補助的に実施するものであり、病気を診断するために行うものではありません。簡単に結果が判明しますが、判定を誤らせる成分も尿中に排泄されることもあるので注意が必要です。

③ 採尿時に注意すべきこと
　ア．採尿に使用するコップは
　　乾いた清潔なものを使用（同じコップを何回も使用しない、1回ごとに使用コップは捨てる）。
　イ．採尿は
　　出始めの尿ではなく、数秒後の尿をコップに採る。
　ウ．採りたての新鮮な尿は
　　検査に使用する。
　エ．スティックを取り出した後の包装容器は
　　密閉し、取り出したスティックは直ちに使用する。
　オ．スティックを尿に浸す時間は

約1秒で良い。
　カ．余分に付いた尿は
　　トイレットペーパーで軽く拭きとる。
　キ．判定時間は
　　所定の時間（直後、10秒、20秒、30秒など）で、添付資料に書いてある。
　ク．判定時間を過ぎたものは
　　誤った判定を招くことになるので、できるだけ自然の光（明るさ）、またはそれに近い蛍光灯の下で判定する。
　ケ．判定は
　　添付されている色調表に尿を浸みこませたスティックを近づけて行う。

④　どこで入手できるか
　薬局で尿試験紙といえば購入出来ます。

２．体重

①　内臓脂肪と皮下脂肪とは
　内臓（腹腔内にある消化器系の諸器官：胃、小腸、大腸、肝臓、すい臓、脾臓など）は腹

膜に包まれ、ハンモックのように吊るされています。この腹膜に付く脂肪を内臓脂肪といいます。一言でいえば「内臓の周囲についた脂肪」のことです。この脂肪は一旦たまってしまうと血中にもどりにくいものです。さらにこの内臓脂肪の面積が $100cm^2$ 以上では脂質異常症（高脂血症）、糖尿病、高血圧などのリスクが高まります。このため内臓脂肪面積が $100cm^2$ 以上のとき内臓脂肪症候群、さらにBMI 25以上の肥満を内臓脂肪型肥満と定義します。

　ウエストが男性で85cm以上、女性で90cm以上のとき内臓脂肪型肥満の可能性ありといわれ、これらの人をさらに調べてみると、一般中高年男性の22％、同じく女性の8％が内臓脂肪型肥満といわれ、加齢とともにその割合の増加傾向がみられます。

　内臓脂肪型肥満は男性に多いように、男性ホルモンの働きで腹回りを中心に脂肪がつく「リンゴ型肥満」ともいわれています。また内臓脂肪にはホルモンの分泌機能の高さもあり、血管との連携がよく、脂肪消費の優先順

位が高く、ダイエットを行うと皮下脂肪より早く減少します。このような肥満は動脈硬化が進行し、さらに脂質異常症（高脂血症）、高血圧、糖尿病、脳卒中、心筋梗塞などの生活習慣病を引き起こす危険因子とされています。

　これに対して、皮膚のすぐ下に付いた脂肪を皮下脂肪といいます。この皮下脂肪は手でつかむことができるのが特徴で、女性ホルモンの働きで下半身につきやすく**「洋ナシ型肥満」**といわれています。皮下脂肪は内臓脂肪より溜まりにくいが一度付くと分解されにくく、内臓脂肪に比べて生活習慣病として問題になることはないと考えられています。また皮下脂肪には衝撃吸収材・断熱材としての働きもあります。

② **標準体重の出し方（BMI）**

　BMI（Body Mass Index）は体格指数ともいわれ、身長と体重から求める体重の指標です。計算式は次のとおりです。

　BMI＝体重(kg)÷身長(m)÷身長(m)

例えば体重が 65kg、身長が 165cm の人の場合

BMI は

65（kg）÷ 1.65（m）÷ 1.65（m）= 23.9 となり、これは標準体重です。

判定は BMI が 18.5 未満を低体重（痩せ気味）、18.5 以上〜 25.0 未満は標準体重、25.0 以上を肥満とします。

また、肥満度は

**肥満1度**： BMI が 25.0 以上 30.0 未満
**肥満2度**： BMI が 30.0 以上 35.0 未満
**肥満3度**： BMI が 35.0 以上 40.0 未満
**肥満4度**： BMI が 40.0 以上

とされています。

現在日本女性（20 〜 40 歳代）では BMI 18.5 以下が増加傾向を示し、20 歳代の女性では BMI 18.5 以下が 29.0 ％と最も多くなっています。一方男性では、40 〜 60 歳代の3割以上に肥満（BMI 25 以上）がみられ、50 歳代が 37.3 ％と最も高くなっています。肥満の割合は 10 年前、20 年前に比べて、男性ではいずれの年代でも増加していますが、女性（30 〜 60 歳代）では減少しています。

③ 体脂肪率の出し方

　肥満とは体脂肪が必要以上に増えた状態です。体脂肪率は体に占める脂肪の比率をパーセントで表したものです。家庭で出来る体脂肪による肥満の判定方法の一つとして、生体インピーダンス法があります。これは体重計に付いている体脂肪計を利用したものです。この体脂肪計の原理は片方の足に微弱な電流を流し、反対の足までの電気抵抗を測定し、その値から体脂肪率を推定するものです。この測定方法は現在最も簡単で、最も普及している方法です。しかし体内の水分の量や分布に影響を受けやすいという難点もありますので、BMIとの併用が望ましいといえます。

　体脂肪率は「低ければ低いほど良い」というものではなく、低すぎると体温の低下や筋力の低下（筋肉を分解してエネルギーを作り出すため）を招くことがあります。女性の場合はホルモンのバランスの異常から、生理不順や早発閉経を招くことがあります。

・**適正な体脂肪率は**
　　　30歳未満では

男性が 14 〜 20 %、女性が 17 〜 24 %、30歳以上では

男性が 17 〜 23 %、女性が 20 〜 27 %といわれています。

一方、男性では 30 %以上、女性では 21 %以上が肥満といわれています。

## 3．血圧

現在市販されている家庭用血圧計のほとんどが、カフとよばれるベルトを上腕部の測定箇所に巻き付ける「オシロメトリック法」を採用しています。

表4　成人における血圧値の分類

| 分　類 | 最高（収縮期）血圧（mmHg） | 最低（拡張期）血圧（mmHg） |
|---|---|---|
| 至適血圧 | ＜ 120 | ＜ 80 |
| 正常血圧 | ＜ 130 | ＜ 85 |
| 正常高値血圧 | 130 〜 139 | 85 〜 89 |
| Ⅰ度高血圧 | 140 〜 159 | 90 〜 99 |
| Ⅱ度高血圧 | 160 〜 179 | 100 〜 109 |
| Ⅲ度高血圧 | ≧ 180 | ≧ 110 |

高血圧治療ガイドライン，2009年度版

測定は1回だけの測定値で血圧が高いとか、低いとか判断するのではなく、1回の測定時に数回測り、その平均をみるとか、1週間〜10日に1回ずつ定期的に測定して判断することが望ましいでしょう。

　さらに測定時間は朝起きてから1時間以内、排尿後で朝食前が望ましいでしょう。また10〜15分の安静後に深呼吸してから測定します。さらに測定位置と心臓の高さとの違いが、測定結果に大きな変化をもたらします。一般に座位で心臓に近い高さで測定します。

　測定値は記録しておき、決して自分で「血圧が高いので病気かなぁ」という判断はしないことです。心配なときにはその記録を専門家（医師、看護師）にみせて相談することが重要です。血圧の判断基準は表4に示すとおりです。

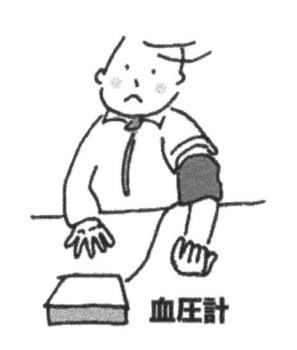

## 4．体温

　体温とは、正確には身体中心部（体幹部）の温度をいいます。体温がほぼ一定に保たれるのは、体内での体熱の産生と体外への放散の平衡が保たれているからです。

　一般に体温は測定しやすい個所で、比較的身体内部の温度を把握しやすい**腋窩温、口腔（舌下）温、直腸温**が利用されます。健康時の体温（一般にいう平熱）は個人差が多く認められることから、毎朝起床後の一定時間に数回測定して、その平均を平熱と理解しておくことが重要です。自分の平熱をしっかりと理解し、記憶しておきましょう。そして平熱プラス 0.5 ℃以上の差がある場合は、一応**体温の異常**、すなわち**発熱**とみなし、ほかの症状も考慮しながら受診を考えるべきです。

　体温計にはガラス製（水銀）体温計と電子体温計があります。

① 水銀体温計
　　◆ 腋窩温の測定：体温計の先端部と腋窩（汗

をよく拭きとり、途中では汗を拭かない）の真ん中に挟まれるように挿入します（測定が終了するまで抜かないこと）。挿入後 8 ～ 10 分（この間腋窩は密閉にする）を過ぎるころから体温計の測定値はほぼ一定を示すようになります。体温はこの一定になった時の温度を測定することですから、少なくとも測定には挿入後 10 分くらいの時間が必要です。

◆ 口腔温の測定：口腔を閉じることにより体温の蓄積が口腔内に起こり、一定時間後にほぼ一定の温度が得られますので、体温測定の一つの方法として利用されています。最も温度が安定しやすい舌下に体温計を挿入し測定します。口腔温は腋窩温より多少温度の上昇が速いので、5 分くらいで一定の値に安定するといわれています。

◆ 体温測定時の条件

心身の安静を保ち、飲料、食事、談話、喫煙、運動などによっても変動しますので、これらの条件がなくなって 20 ～ 30

分以上経てから測定しましょう。また咳、鼻づまり、口腔や咽頭に炎症がある場合、口腔温の測定は避けるようにします。

② 電子体温計

　電子体温計は電気量を変換する素子（サーミスター）と電子回路の接続によって体温を測定するものをいいます。予測式（推測式）、実測式（直示式）と両者を測定できるものが市販されています。また腋窩用、口腔用、耳用があります。予測式は平衡温（これ以上体温計の測定値が上がらない温度）に達しないうちに、それまでの出力値を換算し、統計的に求められた「上のせ量」を加算して予測値を体温として表示する方式です。時間は短縮されますが精度に問題があり、誤差は±0.2℃といわれています。

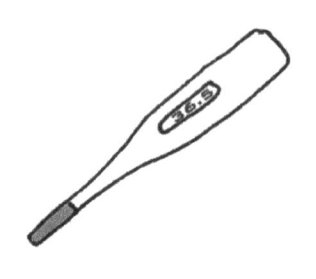

## 5　無理のない健康維持の方法

### 1. 体重の減らし方

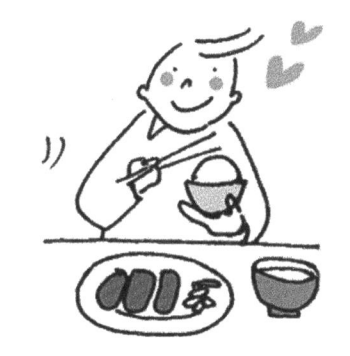

　体重の重い人の多くは肥満であり、その肥満の多くは内臓脂肪型肥満です。内臓脂肪型肥満者は、そうでないタイプの肥満者と同じように食べすぎ（カロリーオーバー）や運動不足の傾向がみられています。しかし内臓脂肪型肥満者に共通する食生活をみると、その共通点として、次のようなことが挙げられます（括弧内は改善点です）。

①　食事を満足するまで食べる（食事はゆっくりよく噛んで腹八分目にする）。

②　間食をする、料理に砂糖をよく使う、アイスクリームを好む（間食を控え目にする）。

③　緑黄色野菜が嫌いである（繊維の多い野菜

や海草、きのこを食べる）。
　さらに隠れ肥満（肥満ではないが内臓脂肪の多い人）には①と③の人が多いとの指摘もあります。

## 内臓脂肪を溜めないための運動
　次のようなことを実行することが重要です。
① **1日30〜60分の有酸素運動**を週に3日〜5日間は実施する。強度はややきついくらい（最高心伯数の65〜85％）、強度、時間、頻度は無理のないよう個人差を考慮する。

② **自分にあった運動方法**を見つけ、楽しみながら続ける。
　加齢とともに徐々にウエストサイズが増えるのは自然なことです。しかしベルトの穴が一つ増えるということは体重にして3〜4kgに相当しますので、短時間で体重が増えた人、若しくは既に肥満の領域にある人は気をつける必要があります。

次の五つの内臓脂肪対策チェックポイントを心がけることが必要です。
- 体重は変らないがベルトがきつくなった。
- 太っていないがお腹だけポッコリ出ている。
- お腹がでているのに、たるみをつまんでも余り厚みがない。
- 下半身より上半身の体型が気になる。
- ウエスト÷ヒップが女性なら 0.8 以上、男性なら 0.9 以上である。

## 2．血圧の減らし方（マラソン、歩行など）

　平成 20 年度の患者調査によると**高血圧性疾患患者は 797 万人**といわれています。加齢により静脈の弾力性が失われて、血圧は上昇するものです。高血圧者の割合は男性で 51.7 ％、女性で 39.3 ％と推定されています。高血圧治療ガイドラインによる成人の血圧値の分類は表 4（「血圧」の項参照）のとおりです。

血圧を下げるために高血圧者では、
　　　　① **減塩食**にすることが必要です。減塩

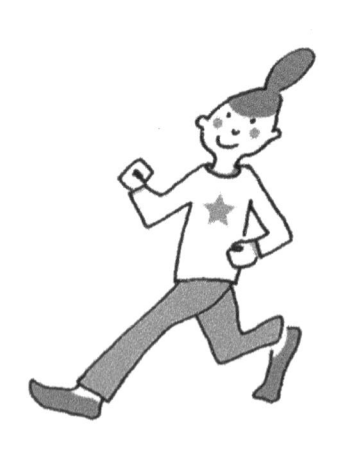

は体の水分貯留を防ぎ心臓の負担をとり降圧効果以上のメリットもあると言われています。一般に一日平均の食塩摂取量は 10.3g 程度といわれていることから、少なくとも男性で 9.0g 未満、女子では 7.5g 未満が望ましいでしょう。特に高血圧者は 1 日 2g 以下（アメリカでは 1 日 3 ～ 5g）を目標としています。また、日本高血圧学会では 1 日 6g 未満を進めています。さらにカリウムの多い野菜を主とした食生活も効果があります。

② **毎日運動**しましょう。歩速を普段より少し速くした運動を 30 ～ 45 分、毎日、少なくとも週に 3 日間程度は行いましょう。足腰に不安のある人はプールの中を歩くことも効果があります。

③ **肥満を予防**しましょう。すでに肥満または肥満気味の人は減量することで血圧の降下

が期待されます。
④ **アルコール類**を控えましょう。血圧が上がらない飲酒量は純アルコールにして 30 ml といわれています。日本酒なら一合、ビールなら大瓶1本がその量とされています。
⑤ **禁煙**しましょう。喫煙は血圧を上げるだけでなく、高血圧の合併症である狭心症、心筋梗塞、脳卒中の危険因子でもあります。

## 3．ダイエットとリバウンド

① ダイエット

ダイエットの主目的は体重の減少です。ダイエットの成功には、その手段が日常生活に支障がなく、自分に適した方法で、決して無理なく、根気強く、長期間自然に続けられるものであることなどが重要です。そのためには毎日体重を測り記録することを続けることです。例えば最初の一カ月間に自分の体重の 3 ～ 4 ％を落とし、次の一カ月間はそのまま体重を維持して、体重が減らなくても、増えなければ合格点という考えが必要です。そして

次の一カ月間に体重の 3 〜 4 ％を落とすというペースが適当なペースと考えることが大切です。ダイエットは単に体重を減らすことではなく、減らした体重を維持することができる生活習慣を身につけることが重要です。

② **ダイエットの種類と内容**
まずどのような種類、内容でダイエットに取り組むか考えてみると、大きく三つに分類することができます。
**一つは**：食べる量を抑える摂取カロリー抑制型
**二つ目は**：運動によって脂肪を燃焼させたり、エネルギー代謝を促進する消費カロリー促進型
**三つ目は**：両方併用型です。

摂取カロリー抑制型の例として、以下のようなものがあります。
・ヨーグルトダイエット
　一日 2 食をヨーグルトだけにして、後は通常の食事にする。

- コンニャクダイエット

  毎食時にコンニャクを取り入れ、低カロリーでお腹を膨らませる。

- きな粉ダイエット

  きな粉とココア・パウダーを豆乳に混ぜ合わせ、朝晩食前に飲むという方法。食事は通常の半分から三分の一に抑える。

- プロティンダイエット

  朝食をプロティンにして、後は通常の食事にするという方法で、ビタミン剤を併用したりする。

- ミネラルウォーターダイエット

  食事前にコップ3〜4杯のミネラルウォーターを飲む。また食事中にも飲み、食べ過ぎを防ぐようにする。

- 玄米ダイエット

  主食を白米やパンから玄米に変え、おかずの量を減らすという方法で、玄米にはビタミン $B_1$、ビタミン E、食物繊維が豊富に含まれている。

- 唐辛子ダイエット

  辛味成分であるカプサイシンの働きで、エ

ネルギー代謝を高め、脂肪を燃焼させるというもの。
- オオバコダイエット
  食物繊維が豊富で、コレステロールや中性脂肪などを排泄し、血圧を下げる効果もある。便秘解消に最適。
- ギムネマ・シルベスタ
  糖の吸収と血糖値の上昇を抑制する働きがあり、脂肪をつきにくくするため、ダイエット中やリバウンド防止にも役立つ。

消費カロリー促進型の例として、以下のようなものがあります。
- ダンベルダイエット
  重さ2kg程度のダンベルを上げ下ろしする。筋肉をつけることで、脂肪をつきにくくするというもの。
- 常態変換法
  静的な運動により筋肉の緊張力を意識的に高める。脂肪の燃焼を促進させ、食事によって得たエネルギーを熱に換えて放散させるというもの。部分痩せにも効果的。

③ リバウンド

　リバウンドとはダイエットによって減少した体重が元に戻ってしまう、またはダイエット前よりも体重が増加してしまう現象をいいます。ダイエットとリバウンドを繰り返すと、どんどん太りやすく痩せにくい体質になることも判明しています。

　そこでなぜリバウンドが起こるのかについて考えてみました。

　人間には「環境の変化に適応する能力」があり、ダイエットにより摂取カロリーを減らす、食生活を変える、またはこれらによって体重を急激に減少させたりすると、体内でも大きな変化が生じます。すると人間の体は生命維持のために何とか環境の変化に対応すべく少ない摂取カロリーで生活できるようにエネルギー消費量を減らしたり、骨量や筋肉量を変化させたり、体重の急激な変化をおさえたりし始めます。

　しかしこのような適応能力が発揮されている状態を知らずに「なかなか体重が減らない（つまり停滞期）」と焦って、ダイエットを止

めてしまうことによって、エネルギー消費が以前より減少しているにもかかわらず、以前と同じ食事量を摂取すれば、当然余分な脂肪が蓄積されてしまいます。これがリバウンドです。

④ リバウンドの防止策について

極端な食事制限により筋肉量が減ってしまうと**基礎代謝**\*が落ち、脂肪が燃焼しづらい体質となります。筋肉を増加させるためにも、適度な運動をしたり、脂身の少ない肉や大豆のような蛋白質を積極的に摂取する必要があります。つまり筋肉量を増やし基礎代謝をアップさせることです。

　骨量を減少させないために過激・間違った食事制限は止め、栄養バランスのよい食生活を習慣づけることが大切です。一か月の体重減少の目安は体重の5％以内とし、停滞期に入ったとしても一カ月以上（理想は三カ月）はダイエットを諦めずに続けることが大切です。毎日続けられるようなダイエット方法を選択することもリバウンド防止には重要です。

\* 基礎代謝：体を横たえて、まったく体を動かさなくても、呼吸をする、心臓を動かす、体温を保つなどさまざまな生命活動のために常に使っているエネルギーのことです。つまり「生きていくために最低限必要な最小エネルギー」のことで、一日の総消費エネルギー量のうち、基礎代謝エネルギーは約75％を占めています。

間違ったダイエットによる健康被害には、以下のようなものがあります。

- **骨粗鬆症**

カルシウム吸収を促進するマグネシウムやビタミンDの不足が原因。特に年齢の若い時期に誤ったダイエットでカルシウム摂取が不足すると、危険性が高くなる。

- **摂食障害**

過激な食事制限により、異常な食生活が続くと、脳が食欲中枢をコントロールできなくなり、過食や拒食という摂食障害を引き起こす。

- **婦人科系トラブル**

偏った食生活や過激なダイエットにより栄養が低下すると、卵巣の機能が働かなくなり、女性ホルモンの分泌が低下し、その結果生理

不順といった婦人科系トラブルを招きやすく、将来不妊の原因になるともいわれている。

## 6 病気ごとの各論

### 1．高血圧症

　高血圧は、それ自体ではほとんど自覚症状がみられません。健診の血圧測定でわかることが多く、そのため中高年以上の人は定期的に血圧のチェックが望まれます。

　**高血圧の危険因子**は
　　① ナトリウムの過剰摂取
　　② カリウム・カルシウムの摂取不足
　　③ 肥満、運動不足、アルコール常用
などです。

　高血圧か否かの判断基準は表 4（p38 ページ「血圧」の項）を参照して下さい。

## 2．脂質異常症

　日本動脈硬化学会「動脈硬化性疾患予防ガイドライン 2007 年版」では、従来の「高脂血症」を「**脂質異常症**」に改めました。

　この**脂質異常症の危険因子**は、
　① 獣肉の脂身、卵、鶏肉の皮、バターなどの過剰摂取。
　② 魚の摂取不足。
　③ その他肥満や運動不足。
などです。

　この脂質異常症も高血圧と同様に、それ自体ではほとんど自覚症状がなく、健診などで検査を受けることによって、はじめて判明し治療に結びつくことが多くなっています。さらに血圧と同様に 40 歳代後半から急激に上昇がみられ、若年期からの生活習慣の影響が壮年期に脂質異常症として現われているとみられています。

**表5　脂質異常症の診断基準（空腹時採血）**

| 高 LDHコレステロール血症 | LDL-C140mg/dl以上 |
| --- | --- |
| 低 HLDコレステロール血症 | HDL-C40mg/dl未満 |
| 高トリグリセライド血症＊ | 150mg/dl以上 |

＊トリグリセライド：中性脂肪

## 3．糖尿病

　糖尿病には生活習慣と無関係に主として小児期に多く発症をみるⅠ型糖尿病（インスリン依存型糖尿病）とわが国の糖尿病の大部分を占めるⅡ型糖尿病（インスリン非依存型糖尿病）とに分けられます。平成19年度の調査で糖尿病が強く疑われる人（ヘモグロビン A1c の値が 6.1 以上）は約 890 万人（現在治療中の 247 万人を含む）に、糖尿病の可能性が否定できない人（ヘモグロビン A1c の値が 5.6 以上 6.1 未満）約 1,320 万人を合わせると約 2,210 万人と推定されています。

**糖尿病の危険因子は、**
　① 肥満（特に内臓に脂肪が蓄積する）。
　② 運動不足
　③ エネルギーの過剰摂取
　④ 脂質や糖質の過剰摂取
　⑤ 生活習慣病の中では、遺伝的要因の関与が強い

などです。

また、糖尿病は脳卒中や虚血性心疾患などの危険因子ですから、上記の危険因子を取り除くことが重要です。

## 4．心臓病

　心臓病では狭心症、心筋梗塞といった虚血性心疾患は増加傾向にあります。この虚血性心疾患は発症後医療機関に到着するまでの対応が予後を大きく左右していることから、搬送あるいは搬送前の蘇生などについての対策も重要です。

心臓病の危険因子は、
- ① **脂質異常症**（高コレステロール血症：獣肉の脂身、卵、バター、クリーム、砂糖の多食、魚の摂取不足、植物油の摂取不足）。
- ② **高血圧**（食塩の過剰摂取）
- ③ **喫煙**（ニコチンには血管収縮作用があり、その結果として心筋の酸素不足を招く）。

これら以上の3つを**三大危険因子**といい、これらを取り除くことが重要です。

**予防**は、
- ① 高血圧の予防のため食塩の適正摂取（1日10g未満とする）。
- ② 脂質異常症を防ぐために食事のバランス、魚の摂取や植物油の摂取不足を防ぐ。
- ③ 禁煙する。

などです。

## 5．脳血管疾患

脳卒中ともいい脳梗塞、脳出血、くも膜下出血などがあります。脳血管疾患は死を免れても後遺症として障害が生じたり、療養時の長期の

臥床などがきっかけとなって、介護が必要となった最大の原因ともなっています。

**脳血管疾患の予防**は、
　① 高血圧にならない（減塩）。
　② 適度な飲酒（日本酒ならば1日2合未満）。
　③ 肥満の予防。
などです。

# 7 疾病予防に心がけておくべきこと

疾病（病気）にならないための予防を第一次予防といいます。これに対して病気の初期の段階に行う予防を第二次予防といいます。さらに、すでに病気の人に対して行う予防を第三次予防といいます。ここでは第一次予防、第二次予防について述べることにします。

## 1．第一次予防

第一次予防とは健康な段階で行う予防で、ま

ったく疾病の考えられない時に行う予防です。すなわち病気にならないための医学であることから増健医学ともいいます。この第一次予防は地域住民（各市町村民や県民など）を対象とした公衆衛生学的対応です。そのため健康増進として健康相談、生活指導、栄養指導、食生活、環境整備などがあります。さらに特異的予防として予防接種、発がん物質対策などがあります。

具体的事例として両親（母親）学級、母子健康手帳の交付、産前産後の休暇、各種生活習慣病予防教室、BCG の接種、職場の禁煙運動などはいずれも健康者に対して行う活動です。

## 2．第二次予防

第二次予防とは疾病が潜在的で、不顕性の段階で行う予防です。これは疾病の初期の段階で、その疾病を早く見つけ出し、見つかり次第その病気に対する対策をとることです。すなわち早期発見・早期治療のために行われる集団検診活動（スクリーニングテスト）は重要です。この第二次予防は個人を対象とした臨床的対応です。

具体的事例として喫煙者に対する喀痰細胞疹検査（肺がんの初期発見）、がん集団検診（胃、子宮、肺がん）、高血圧患者に対する服薬指導、糖尿病患者に対する栄養指導、新生児溶血性貧血に対する交換輸血などです。これらは早期に発見し、早く対処することにより死亡率を低下させることが可能です。

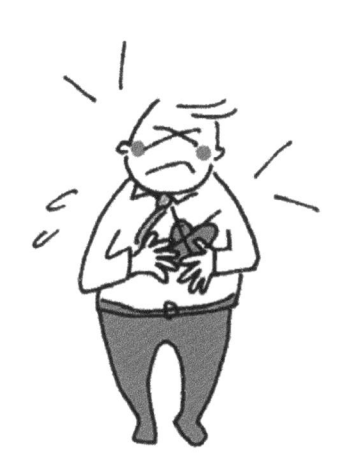

# 第2章　栄養と食事

跡見学園女子大学
教授　道本千衣子

## 1 栄養素の適切な摂取量

　私達の健康の維持、増進、生活習慣病の予防を目的として、必要なエネルギーおよび栄養素の摂取基準を示したものが、日本人の食事摂取基準です。これは栄養学の進歩、生活習慣や、食生活などの変化に対応して適宜改訂されてきました。近年は大体5年毎に改訂されています。現在は「**日本人の食事摂取基準 2010 年版**」が用いられています。

　エネルギーおよび各栄養素の1日の必要量は、年齢、性別、身体活動レベル（生活活動状況を示すものでレベルⅠは低い、レベルⅡはふつう、レベルⅢは高いと3段階に分けられている）等によって異なります。

　ここでは身体活動レベルⅡ（ふつう）の成人男性と女性を対象として 2010 年版で摂取基準が示されているエネルギーおよび各栄養素のうち日常生活において摂取量を考慮することが必要であるエネルギー、たんぱく質、脂質、炭水化

物、ビタミン A、ビタミン B₁、ビタミン B₂、ビタミン C、カルシウム、鉄、ナトリウム（食塩）について示します。

**成人男性**
エネルギー：
　18 ～ 49 才は 2,650kcal
　50 ～ 69 才は 2,450kcal
　70 才以上は 2,200kcal
たんぱく質：
　すべての年齢区分で 60g
脂質（総エネルギーに対する割合）：
　18 ～ 29 歳は 20 ％以上 30 ％未満
　30 歳以上は 20 ％以上 25 ％未満
炭水化物（総エネルギーに対する割合）：
　全ての年齢区分で 50 ％以上 70 ％未満
ビタミン A：
　18 ～ 69 歳は 850 レチノール当量
　70 才以上は 800 レチノール当量
ビタミン B₁：
　18 ～ 49 歳は 1.4mg
　50 ～ 69 歳は 1.3mg

70歳以上は1.2mg
ビタミンB₂：
　　18～49歳は1.6mg
　　50～69歳は1.5mg
　　70歳以上は1.3mg
ビタミンC：すべての年齢区分で100mg
カルシウム：
　　18～29歳は800mg
　　30～49歳は650mg
　　50歳以上は700mg
ナトリウム（食塩としての目標量）：
　　すべての年齢区分で9.0g未満

**成人女性**
エネルギー：
　　18～29歳は1,950kcal
　　30～49歳は2,000kcal
　　50～69歳は1,950kcal
　　70歳以上は1,700kcal
たんぱく質：すべての年齢区分で50g
脂質（総エネルギーに対する割合）：
　　18～29歳は 20％以上30％未満

30 歳以上は 20 ％以上 25 ％未満
　炭水化物（総エネルギーに対する割合）：
　　全ての年齢区分で 50 ％以上 70 ％未満
ビタミン A：
　　18 〜 29 歳は 650 レチノール当量
　　30 〜 69 歳は 700 レチノール当量
　　70 歳以上は 650 レチノール当量
ビタミン $B_1$：
　　18 〜 69 歳は 1.1mg
　　70 歳以上は 0.9mg
ビタミン $B_2$：
　　18 〜 69 歳は 1.2mg
　　70 歳以上は 1.0mg
ビタミン C：
　　すべての年齢区分で 100mg
カルシウム：
　　18 〜 69 歳は 650mg
　　70 歳以上は 600mg
ナトリウム（食塩としての目標量）：
　　すべての年齢区分で 7.5g 未満

　以上のような数値を示しましたが、数値の根

拠となった体位（身長、体重）や身体活動レベル等はあくまで平均値です。また個人個人の体位はもとより、生活状況は同一人でも毎日異なっており、食事の状況もまた毎日同じではありません。

　上記基準に無理をしてまで合わせようとするのは合理的ではありません。日常生活においては広い範囲でこれらの数値をカバーするような食生活であればよいのです。

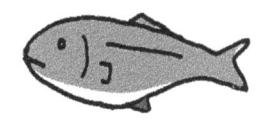

## 2　1日の食事の量的な目安

　日常生活において食事摂取基準を広い範囲でカバーする食生活を実践するには1日の食事の量的な目安量を知っておくことが重要です。
　食事摂取基準では18歳以上の成人を4区分に

分けていますが**目安量としては、**
　70歳以上の女性（グループ①）
　70歳以上の男性と69才までの成人女性
　　（グループ②）
　69歳までの成人男性（グループ③）
と大まかに3区分に分けると実践し易くなります。
　18歳以下では、
　　8～9歳は70歳以上の女性のグループ①に
　　10～11歳の男性と10～17歳の女性は
　　　グループ②に
　　12～17歳の男性はグループ③として
特に生活活動レベルの高い人についてはそのグループより摂取量を多めにするなどそれぞれに調整するとよいでしょう。
　また、70歳以上については70～75歳を中心に自由な生活を営んでいる人を中心としていますので個人個人の年齢、生活状況に応じての調整が必要です。身体活動レベルが低い人は歩くなどの運動をして身体活動レベルを上げましょう。
　8歳までについては、日常の食生活についての疑問のところでふれることにします。
　1日分の食事の量的な目安量を食品別に示し

ます。
- 米、麦、そば、トウモロコシなどは**穀類**：
 栄養素としては
 炭水化物が主で、たんぱく質、ビタミン$B_1$、$B_2$などを含み主食となるものです。
 **ご飯を茶碗に小盛 1 杯**（コンビニのおにぎり 1 個分で約 100g、食パン 1 枚）
 **茶碗に 1 杯**を基準とすると、
 70 歳以上の女性（グループ①）は
 4〜5 杯
 70 歳以上の男性と 69 才までの成人女性
 （グループ②）は 5〜7 杯
 69 歳までの成人男性（グループ③）は
 7〜8 杯
 を 1 日分とします。
 **ご飯中盛**はご飯小盛りの **1.5 杯分**
 うどん・そば 1 杯はご飯小盛 **2 杯分**
 となります。
- **魚介類、肉類、卵、大豆製品**はたんぱく質を主として脂質、カルシウム、鉄、ビタミン A、$B_1$、$B_2$などを含み主菜となるものです。

グループ①は
　魚介類、肉類を合わせて 60 〜 80g
　豆腐 1/4 丁、揚げ、厚揚げ 30 〜 70g
　味噌大さじ 1 杯弱、

グループ②は、
　魚介類、肉類を合わせて 80 〜 100g
　豆腐 1/4 丁、揚げ、厚揚げ 30 〜 70g
　味噌大さじ 1 杯弱、

グループ③は
　魚介類、肉類を合わせて 100 〜 120g
　豆腐 1/3 丁、揚げ、厚揚げ 30 〜 70g
　味噌大さじ 1 杯弱

を目安にします。
　卵は、全グループで 1 日 1 個とします。
　魚介類、肉類は摂取量を示しましたが、実際にこれらを準備する場合その食品の大まかな重量や、骨や内臓など廃棄する部分を除いた可食部分の割合を知っておく必要があります。
　魚の場合、頭つきの 1 匹ものとして買うあじ、いわし、さんまなどの可食部分は 50 〜 60 ％ですから、実際の重さよりかなり少なくなります。
　簡単には約半分としてよいでしょう。例を以

下に示します。
- あじ中位 1 匹 100g（コンビニのおにぎり 1 個分の重さ、可食部 50g）:
  エネルギーは約 60kcal
  たんぱく質 10g
  脂質 1.8g
- いわし中位 1 匹 50g（可食部 25g）:
  エネルギー約 54kcal
  たんぱく質 5g
  脂質 3g
- さんま 1 匹 140g（可食部 100g）:
  エネルギー約 310kcal
  たんぱく質 19g
  脂質 25g
- 鮭の切り身 1 切れ 50 〜 80g（コンビニのおにぎりよりかなり軽い、廃棄部分は無し）:
  エネルギー約 67 〜 106kcal
  たんぱく質 11 〜 18g
  脂質 2 〜 3g
- まぐろの刺身 1 人分 80 〜 100g:
  赤身では
  エネルギー約 110kcal

たんぱく質 24g
　　　脂質 1g
　**脂身では**
　　　エネルギー約 280kcal
　　　たんぱく質 18g
　　　脂質 24g
・干物（あじの開き干し）1 枚 50 〜 60g
　（コンビニのおにぎりの半分くらいの重さ、可食部 30 〜 40g）：
　　　エネルギー約 50 〜 70kcal
　　　たんぱく質 6 〜 8g
　　　脂質 3 〜 8g（干物は生と比べて水分が少ない分、含まれる栄養素の割合が高くなります）
・かまぼこ 1 切れ約 10 〜 15g：
　　　エネルギー約 10 〜 15kcal
　　　たんぱく質 1 〜 1.5g

肉類については 100g あたりの栄養素を以下に示します。
　・牛もも赤肉：
　　　エネルギー 190kcal

たんぱく質 20g
　　　脂質 10g
・〃ばら：
　　　エネルギー 517kcal
　　　たんぱく質 20g
　　　脂質 10g
・〃サーロイン脂身つき：
　　　エネルギー 498kcal
　　　たんぱく質 11g
　　　脂質 48g（ステーキ 1 人分は 100 〜 200g
　　　　　です）
・豚肉もも赤肉：
　　　エネルギー 128kcal
　　　たんぱく質 22g
　　　脂質 4g
・〃ばら：
　　　エネルギー 386kcal
　　　たんぱく質 14g
　　　脂質 36g
・〃ロース：
　　　エネルギー 263kcal
　　　たんぱく質 19g

脂質 19g
・とり肉もも皮付き：
　　　エネルギー 200kcal
　　　たんぱく質 16g
　　　脂質 14g
・〃 むね肉皮なし：
　　　エネルギー 108kcal
　　　たんぱく質 24g
　　　脂質 2g


**肉類の加工品**

・ロースハム　1切れ約 10〜15g：
　　　エネルギー約 20〜30kcal
　　　たんぱく質 2g
　　　脂質 2g
・〃 ウインナーソーセージ　1本約10〜20g：
　　　エネルギー約 30〜60kcal
　　　たんぱく質約 1〜2g
　　　脂質約 3〜5g

　このように魚介類、肉類は種類や部位によってエネルギーが大きくことなりますが、生産量、消費量等を加味した平均値で見ると、

**可食部 100g 当たり**
　魚介類の生は 131kcal
　干物は約 2 倍の 273kcal
　肉類は 152kcal

　**干物の場合**に約半分とする以外は各グループ別に示した量を摂取すればよいでしょう。脂質では、一般的に魚介類には不飽和脂肪酸が、肉類には飽和脂肪酸が多く含まれています。

　魚介類、肉類共に偏った摂りかたをさけ、1日のうち両方を、あるいは1日おきに交互に摂るなど生活状況に合わせてうまく組み合わせると良いでしょう。

　**エネルギー量が気になる場合**は前述の摂取食品別の数値を参考に組み合わせると共に調理方法も考慮する必要があります。これらについては別の項で述べます。いずれにしてもグループ③でも 1 日 100 〜 120g ですから、思っていたより少ないと感じるかもしれません。

・**野菜類**は
　ビタミン A、ビタミン C などのビタミン、カル

シウム、カリウムをはじめとする各種のミネラル、繊維を含み副菜となるものです。すべてのグループで 1 日の総量は 350g 以上で、**そのうち 120g 以上**はパセリ、こまつな、春菊、にら、にんじん、ほうれん草、かぼちゃ、ピーマンなどのビタミン A の効果をもつカロテンを多く含むものにします。

- **いも類や豆類**は

炭水化物、ビタミン、ミネラル、繊維を含んでいます。とくにいも類は収穫から消費時までの期間がほかの野菜と比べて長い割にビタミン C が安定しており、1 回の摂取量もほかの野菜より多いのでビタミン C の供給源としてすぐれています。しかしながら炭水化物含量が多く、多量に摂る場合はエネルギー量が増えるため、主食量を考慮する必要があります。

- **日常的に摂取する野菜の重量目安としては、**
 ほうれん草 1 株約 30g
 かぼちゃは卵くらいの大きさの塊が約 50g、
 にんじんは卵大 50g

卵大のピーマン約 30g

きゅうり 1 本約 150g

キャベツ 1 枚約 50 〜 60g

コンビニのおにぎり大

　たまねぎ 1 個約 200g

　ねぎ 1 本約 100g

　なす 1 個約 70g

コンビニのおにぎり大

　トマト 100 〜 150g

　大根 1/2 本約 400g

コンビニのおにぎり大

　じゃがいも 1 個約 150 〜 200g

　　エネルギー約 100 〜 150kcal

　さといも 1 個約 50g

　　エネルギー約 30kcal

　さつまいも 1 個約 200 〜 250g

　　エネルギー約 260 〜 330kcal

等を組み合わせます。


・**乳および乳製品**には

　たんぱく質、脂質、カルシウム、ビタミン$B_2$ などが含まれています。特に牛乳のカルシウムは

吸収効率がよいので、全グループで1日1本（180〜200ml）を飲みましょう。

牛乳が半本のときはチーズ1切れまたはヨーグルト1カップを加えても良いでしょう。

妊婦、授乳婦は間食に牛乳を1本飲み、1日2本にすると良いでしょう。

・果物は全グループとも
みかん、柿、桃は2個、りんご、梨は1個、ぶどうは1房程度にしましょう。
これらのエネルギーは約80〜100kcalになります。

・菓子、嗜好飲料については
エネルギーとして捉えます。
1日の適量としては200kcalを目安とします。菓子、嗜好飲料が多くなった分は主食で調整するのではなく次の日に少なめにするなどしましょう。

・食塩や脂質については
特に量として示していませんが、塩分の多い

もの、油分の多いものの摂りすぎには注意しましょう。

塩分に関して、家庭で調理に使う調味料には注意を払いますが、ハム、ソーセージ、かまぼこ、ちくわ、魚の干物など魚介類、肉類の加工品やスナック菓子などに含まれる塩分にはそれほど関心を払わないことが多く、要注意です。またコンビニ弁当なども調理の簡便性や、保存性などから塩分や油を使ったものが多く見られます。

大まかな 1 日の栄養量と食事量を描いて購入することが大切です。

以上のことを念頭に、グループ③の 1 日の食事例を示します。

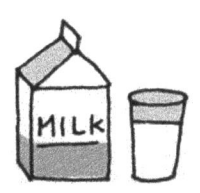

## 1日の食事例1

| | |
|---|---|
| 朝 | ご飯　小盛 2杯<br>目玉焼き、レタス、トマト、きゅうり添え 1個<br>納豆<br>具だくさん味噌汁<br>漬物 |
| 昼 | ご飯　中盛 2杯<br>ハンバーグ　小さめ 1個<br>野菜サラダ<br>野菜スープ<br>カップ入りヨーグルト 1個 |
| 夕 | ご飯　中盛 2杯<br>さんまの塩焼き　大根おろし添え 1/2匹<br>冷や奴 1/3丁<br>野菜の炊き合わせ<br>ほうれん草のお浸し<br>ワカメと麩の清まし汁<br>漬物<br>りんご 1/2個 |
| 間食 | 牛乳 1/2本<br>みかん 1個 |

**1日の食事例2**

| | |
|---|---|
| 朝 | パン 2枚<br>バター、ジャム<br>目玉焼き 1個<br>野菜サラダ<br>牛乳 1/2本<br>りんご 1/2個 |
| 昼 | 肉野菜ラーメン<br>みかん 1個 |
| 夕 | ご飯中盛 2杯<br>まぐろ、いかの刺身、大根、紫蘇のつま添え<br>こまつなのお浸し<br>なすの肉そぼろあんかけ<br>豆腐入り具だくさん味噌汁 |
| 間食 | カップ入りヨーグルト 1個 |

　このように1日の食事として料理を組み合わせてみると、次のようなことが言えます。炭水化物で必要なエネルギーの50〜70％を摂るとなると、毎食主食はしっかりと摂らなければなりません。主菜となる魚介類、肉類の少なさに

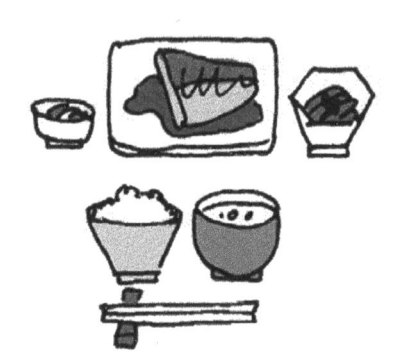

驚かれると思います。摂り過ぎないように品数、量、また油を使った料理の頻度等にも注意が必要です。これに比べて野菜料理の多さに気づかれたことでしょう。野菜類は 1 日に 350g 以上必要ですから、特に意識してなるべく品数、量を多くするようにしましょう。日頃から野菜をしっかり食べる習慣を身につけましょう。野菜類を多く摂取するために、サラダのように生野菜としてよりも、お浸し等の加熱調理にしたり、根菜類を使った煮物にするなど工夫してみましょう。牛乳や乳製品、季節の果物も朝昼夕の食事や間食の中で毎日摂るように心がけましょう。食事は 1 日だけ理想的なものにしてもほかの日がいいかげんであれば意味がありません。多めに摂取した日は翌日に少なめにするなど調整して、適切な栄養素を摂取できる食事を続けるよう心がけることが大切です。

## 3 栄養と食事に関する疑問にお答えします

Q．メタボってなんのことでしょう?
A．メタボとはメタボリックシンドロームの略で皮下脂肪はそれほど多くないのに腹部に脂肪が多くたまっている内臓脂肪型肥満で、高血圧、脂質異常、高血糖といった危険因子を2つ以上合わせもった状態をいいます。これらの因子が重なると心臓や脳の血管、その他の動脈の変化がおき心筋梗塞や脳卒中などの心血管疾患の危険性が急激に高まります。内臓脂肪の蓄積の指標は「腹囲」が男性 85cm 以上、女性 90cm 以上でこの腹囲は年齢と共に増える傾向にあり、50 歳以上になると男性は2人に1人、女性は6人に1人がこの指標を越えています。

Q．食事のとり方を変えるだけでも脱メタボに繋がるでしょうか?

A．食べ過ぎないことが重要ですが、まずは今の食事量を変えないで摂り方だけを変えてみましょう。

① 食べる量が同じなら回数の多い方が有利です。

たえずチビチビ食べる動物とまとめて食べる動物では、後者のまとめ食いの方が脂肪の蓄積が多いといわれています。食事と食事の間の時間が長いほど肝臓や脂肪組織での脂肪の生合成の活性が高まるなどの現象が動物実験で認められています。まとめ食い直後は血糖値の急速な上昇とともにインスリン分泌に関わる膵臓の負担も大きくなります。このように同じ食事量でも何回に分けて食べるかによって栄養効果が異なります。少なくとも朝食、昼食、夕食の3回は必ず取りましょう。朝は時間がない、食欲がないなどの理由で朝食を抜く人が多いようですが、朝食を抜くと前日の夕食から昼食までの時間が長くなるうえに空腹感からつい良く噛まないで短時間に多量を食べてしまいます。また同じ1回でも朝食べる

より、夜食べる方が脂肪の蓄積が行なわれやすいといわれています。遅い夕食でその後すぐに就寝となると、更に脂肪蓄積が進みます。夕食から就寝まで3時間が理想といわれていますが、3時間以上あけましょう。遅い夕食をたっぷり摂るため夜は寝つきが悪く、朝は睡眠不足と食欲不振で朝食を抜き、空腹感から昼食は多めにという人が増えています。食習慣を含めた生活習慣の見直しも大切です。

② ゆっくりと良く噛んで食べましょう。

空腹感を感じるのは、胃の中が空になったり、血糖値が下がった時です。良く噛まないで早く呑みこむ、いわゆる早食いをすると、胃の中が満たされ血糖値が上がっていることを体が認識する前に次の食物を口にすることになり、つい食べ過ぎてしまいます。なにごとも忙しい今日ですがゆっくりと良く噛んで料理を味わうことも大切です。良く噛むことは胃にやさしいことでもあり、良く噛むとは20〜30回位噛むことだと言

われています。

Q．忙しいのでコンビニ弁当や外食が多くなってしまいます。栄養が偏らないために注意することは？

A．レストランなど家庭や職場以外で食事をすることを外食といっています。これに対して家庭で調理したものを家庭で食べることを内食（ないしょく）、お惣菜や弁当や調理パンを買ってきて家庭や職場などで食べることを中食（なかしょく）といいます。忙しい毎日では、すべて手作りと無理に頑張りすぎるよりは加工食品やお惣菜、コンビニ弁当などを利用するなど、内食、中食、外食をうまく組み合わせ、ゆとりを持って食と向き合うことは大切なことです。日常の朝、昼、夕の食事としてコンビニ弁当を選ぶときは、丼やすしといったものよりも幕の内弁当のようなご飯とおかずがあり、魚、肉、野菜の品数の多いものがお勧めです。弁当は調理時間や保存性を考慮しているため揚げ物が多く味付けも濃く高カロリー、高塩分となります。昼食を揚げ

物中心の弁当にした場合、夕食は揚げ物にしないなど工夫をしましょう。また、弁当は野菜類特に生野菜が少なくなりがちです。

ほかの食事で多めに取るようにしましょう。弁当と共に簡単に付け加えることができるみかん・りんごなどの果物や牛乳・ヨーグルトなどの乳製品もお勧めです。

外食の場合は日替わり定食がお勧めです。このときも主菜の肉、魚が偏らないように、揚げ物が多くならないように選びましょう。

ラーメンやうどん、カレーなどは時々選ぶ位にしましょう。その時は間食等で果物や牛乳を摂ると良いでしょう。外食後の食事は、外食と食材だけでなくなるべく調理方法も重ならないようにしましょう。

## Q．忙しい時の簡単でヘルシーなメニューは？

A．いつもある食材を使い調理が簡単で栄養的にも優れている料理としてお勧めするのが具だくさん味噌汁です。人参、大根、キャベツ、ねぎ、白菜、たまねぎ、もやしなど、その時々に準備できる野菜を中心に、肉、豆腐、

揚げなどこれもその時冷蔵庫にあるものを使います。人参、大根のような根菜類は火のとおりやすいように厚くならないように切ります。そのほかの野菜は野菜炒めを作るときのように切ります。分量はその時々の必要量にします。いつもの味噌汁用鍋より大きめの鍋で野菜を炒め、しんなりしてきたら、味噌汁を作る時の分量の味噌を入れてかき回す程度に炒め、沸かしたお湯を入れてまぜて好みの濃さの味に調整します。感じとしては野菜炒めの味噌スープです。野菜はうま味調味料の主成分であるグルタミン酸を多く含んでいるので、特別にだしをとらなくても充分においしいのですが、好みでうま味調味料やだし入り味噌を使ってもよいでしょう。肉や肉製品、魚肉製品などが加わると味も更に濃厚になります。ゆで大豆やグリンピースなどの豆類を入れてもおいしくなります。その時々の季節の野菜を入れると気分も変わります。また家族の好みの食材を入れるなど、それぞれの家庭の味も作れます。この味噌汁は主食がご飯でもパンでも合いますし、主菜が肉類でも魚

介類でも、また和風でも洋風でも中華風でも合います。実際にどのように組み合わせるかはそれぞれの状況で決めればよいでしょう。例えば、昼食はコンビニのおにぎりとこの具だくさん味噌汁に果物とヨーグルトで済ませ、昼は少ないと感じたら、夕食に肉や魚をいつもより少し多めにするなど工夫すれば、献立の幅が広がります。また、主菜として肉や魚を中心としたお惣菜を買ってきて、この味噌汁と冷や奴とサラダやお浸し、ひじきの煮物などをあわせると、夕食の献立が出来上がります。この具だくさん味噌汁は栄養の面からも不足しがちな野菜類を補い、汁ものを付けることにより満腹感が得られ全体的に食べ過ぎを防ぐことができます。

　無理なく手軽に調理ができる栄養バランスのとれた献立作りはそれ程むずかしいものではありません。

## Q．調理方法で栄養素は変わりますか？

A．調理の一般的な手順は洗う、皮をむく、切る、加熱の順です。食品によっては洗うだけ、

皮をむくだけ、切るだけ、加熱するだけのものやこれらのうち2～3工程を組み合わせるものもあります。加熱には茹でる、煮る、蒸す、焼く、煎る、炒める、揚げるなどがあります。米の胚芽や糠に含まれるビタミン$B_1$は水に溶けるので、洗い過ぎると減少します。このビタミン$B_1$はアルカリ性に弱いので煮豆を作るときに重曹を入れると損失します。野菜類に多く含まれるビタミンCも水溶性なので、茹でたり煮たりする方が蒸す、炒めるより損失が大きくなります。しかしながらあくのある野菜や山菜などはあくの成分が水溶性なので、茹でた後水につけるとあくをとることができます。人参、かぼちゃ、ピーマンなどに含まれているビタミンAの作用をもつカロテンなどは油に溶けるので、炒め物など油料理にすると効果的です。果物や野菜の皮には食物繊維が多く含まれています。何でも皮をむいて捨てないで、使う工夫をしましょう。調理の過程で油を抜いたり、揚げたりなど油に関してはエネルギー量が変化します。栄養素のうち、エネルギー源となる炭水化物とた

んぱく質は1g当たり4kcalですが、脂質は約9kcalと2倍以上です。肉類の調理ではゆで豚や蒸し鶏のように加熱して溶けた油がゆで汁や蒸し器の方に移りエネルギーを減らすことができます。焼き鶏のような網焼きも油を除くことができます。これとは反対に揚げ物は油を吸収するのでエネルギー増となります。100gの豚ロースカツは調理前は約310kcalですが、調理後は約500kcalになります。その時々の状況に合わせた調理方法にしましょう。

Q．塩分を控え目にするには？
A．加工食品や市販のお惣菜を利用したり、弁当や外食が多くなると塩分の摂りすぎが気になります。家庭で調理をするときはなるべく塩分を控え目にしましょう。しかしながら極端に減塩すると食欲を削ぐことになります。無理のない範囲にしましょう。煮物よりも焼き物の方が塩分が少なくても気になりませんし、酢の物も塩分が少なくてすみます。レモンや柚子、ごま、生姜など香辛料を用いたりして塩分を減らし、食品の持ち味を生かすこ

とも良いでしょう。また、だしをきかせると塩分が少なくてもおいしく感じます。冷や奴や茹で野菜など食卓で直接かける醤油は減塩醤油にするなど工夫してみましょう。魚や肉の加工品、チーズなどの乳製品、スナック菓子には塩分が多く含まれています。また決してしょっぱくないのですがナトリウムが多く含まれている炭酸飲料の飲み過ぎにも注意が必要です。

Q．便秘を治したいのですが？
A．便秘の人は先進国に多く、原因としては食物繊維の不足が大きいと言われていますが、忙しい現代の生活のなかで意識的に排便を省略することによっておこる習慣的なものも多いようです。便意をもよおしたときは我慢をしないことが大切です。安易に薬など使わないで次のことを試してみましょう。朝目が覚めたらまず冷たい水か牛乳を飲みます。胃の中に食物が入ると腸が刺激をうけて活動を増し便が出やすくなります。朝食は必ず摂って食後は必ずトイレに行く習慣をつけます。便

意を感じなくても行くようにします。そのために朝は時間的に余裕を持てるように今までより少し早めに起きましょう。繊維の多い食品を摂るように心がけることも必要です。昆布、ひじき、海苔などの海草、椎茸、きくらげなどのきのこ類、豆類、芋類、野菜類は繊維を多く含んでいますが、その中でも特にお勧めはさつまいもです。焼く、蒸す、煮るなど調理方法はなんでもかまいません。普段さつまいもを食べない人は味噌汁に入れると良いでしょう。皮つきだともっと良いでしょう。とにかくさつまいも効果は抜群です。また寝る前の腹筋体操もお勧めです。外出先でも便意をもよおしたときは我慢しないようにしましょう。子供達の中にはからかわれるので学校で排便をしたくないと思っている子供がいるようですが、小さい頃から排便習慣の大切さを理解させるようにしましょう。

## Q．節度ある適度な飲酒とは？

A．飲みすぎは内臓脂肪を増やします。飲酒習慣を見直しましょう。国民健康作り運動「健康

日本 21」では節度ある適度な飲酒について次のように述べています。純アルコールにして 1 日 20g 程度でビールなら中びん 1 本、清酒は 1 合弱、ワインはグラス 2 杯弱、焼酎は半合弱、ウイスキー、ブランデーはダブルでエネルギーは約 150 〜 210kcal となります。適切な栄養素の摂取量の項では菓子、嗜好飲料についてはエネルギーとして捉え 1 日の適量として 200kcal を目安とすると述べていますし、飲酒をしない休肝日も必要ですので、その辺を調整して飲むことが大切です。また飲酒時にスナック菓子をつまみにする習慣を改め、野菜類を使った低カロリーのものにするなど工夫しましょう。ストレス解消法の 1 位に飲酒があげられています。適量を楽しく飲むことはこころの健康づくりにも大切ですが、寝酒はエネルギー摂取を増やします。注意しましょう。

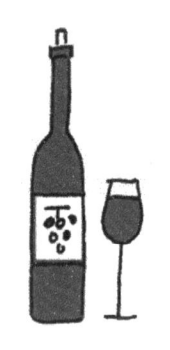

Q．菓子類を食べ過ぎないためには？
A．前にも述べましたが菓子や嗜好飲料はエネ

ルギーとして捉えます。1日 200kcal を目安にしましょう。間食の回数が多い人はまず果物や牛乳の1日分を間食にしましょう。それ以上の間食として菓子類を捉えると良いでしょう。飲酒習慣のある人はエネルギーが多くなりがちですので注意が必要です。菓子類はつい食べ過ぎてしまいます。特に袋に入ったスナック菓子は要注意です。袋から直接食べないで、別の容器に食べる分だけ入れるなど食べる前に量を決めておきましょう。またジュースなどの飲料もエネルギー量に注意しましょう。日常飲食する菓子類や嗜好飲料のエネルギーは後述します。成人にとっての間食は気分転換やストレス解消の意味合いが強いのですが、幼児や高齢者では1日の栄養量を補うものとして必要です。菓子類やジュースなどの甘味飲料主体ではなく、食事の一部となるようなものを工夫してみましょう。

参 考

## エネルギー目安量

ふだんよく食べている食品や、外食時に多く選ばれているものについて記載します。数値はあくまでも一般的なものです。

インスタント食品、テイクアウト、外食等

| 種　類 | 量 | Kcal |
| --- | --- | --- |
| カップラーメン | 普通盛 | 363 |
| カップうどん | 普通盛 | 417 |
| カップそば | 普通盛 | 470 |
| カップ焼きそば | 普通盛 | 510 |
| ハンバーガー | 1個 | 460 |
| ホットドッグ | 1本 | 370 |
| コンビニ | のり弁当 | 771 |
|  | ハンバーグ弁当 | 977 |
| きつねうどん | 1杯 | 453 |
| 天ぷらうどん |  | 475 |
| ラーメン |  | 432 |
| にぎり寿司 | 一人前 | 482 |

インスタント食品、テイクアウト、外食等続き

| カツ丼 | | 1130 |
|---|---|---|
| ポークカレー | | 640 |
| 中華丼 | | 704 |
| チャーハン | | 840 |
| スパゲッテイー | イタリアン | 647 |

嗜好飲料

| 種　類 | 量(ml) | Kcal |
|---|---|---|
| 炭酸飲料 | | |
| 　　コーラー | 200 | 97 |
| 　　サイダー | 200 | 86 |
| ジュース類 | | |
| 　　ミカン | 200 | 86 |
| 　　グレープ | 200 | 84 |
| 　　リンゴ | 200 | 92 |
| 　　トマト | 200 | 36 |
| アルコール飲料 | | |
| 　　ビール | 350 | 141 |
| 　　日本酒(純米酒) | 180 | 185 |
| 　　焼酎 | 200 | 283 |

### 菓子類

| 種　　類 | 量(g) | Kcal |
|---|---|---|
| 甘納豆（あずき） | 10粒：5 | 15 |
| 今川焼き | 1個：50〜60 | 110〜130 |
| かしわもち | 1個：50〜60 | 110〜130 |
| 串団子　（あん） | 1本：50〜60 | 120〜140 |
| 　　　　（しょうゆ） | 1本：50〜60 | 120 |
| 大福餅 | 1個：50〜100 | 120〜240 |
| どら焼き | 1個：50〜70 | 120〜200 |
| 中華まんじゅう（あんまん） | 1個：70〜80 | 200〜230 |
| 　　　　　　　（肉まん） | 1個：70〜80 | 180〜200 |
| 水羊羹 | 1個：60 | 100 |
| あめ玉 | 1個：3 | 12 |
| かわらせんべい | 1枚：6 | 24 |
| 揚げせんべい | 1枚：6 | 28 |
| 塩せんべい | 1枚：13 | 48 |
| あんパン | 1個：60〜80 | 170〜220 |
| クリームパン | 1個：75 | 240 |
| シュークリーム | 1個：60 | 150 |
| ショートケーキ | 1個：60 | 210 |
| ドーナッツ | 1個：50〜60 | 190〜230 |

菓子類続き

| | | |
|---|---|---|
| アップルパイ | 1切れ:100 | 300 |
| ワッフル<br>（カスタードクリーム） | 1個:40 | 100 |
| スナッククラッカー | 1枚:3〜4 | 15〜20 |
| ハードビスケット | 1枚:3 | 13 |
| キャラメル | 1個:3 | 13 |
| ドロップ | 1個:2 | 6 |
| ミルクチョコレート | 1枚:55〜100 | 310〜560 |
| 板ガム | 1枚:3〜4 | 12〜16 |

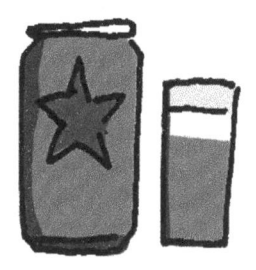

# 第3章 運動による対策

筑波技術大学
准教授 香田泰子

# 1 日本人と健康

## 1．日本人と生活習慣病やメタボリックシンドローム

　わが国において中高年の人たちを中心とした生活習慣病が問題になって久しくなります。また、最近はいわゆる"メタボ"、メタボリックシンドローム（内臓脂肪症候群）が話題になっています。

　毎日の食生活の乱れや運動不足、また休養の取り方が不適切であったり、嗜好品（たばこやアルコール）の取りすぎなど、好ましくない生活習慣での生活が長期に渡ることで、糖尿病や、心臓病（狭心症、心筋梗塞）、脳卒中などを発症してしまうことがあり、それらを生活習慣病といっています。文字通り、長年の生活習慣が健康上好ましいものではなかったため発症してしまう疾患です。また、発症していなくても、その予備群といわれるような健康状態になってい

る場合もあります。

## 2．健康的な生活を送る上で大切なこと

　健康的な生活を送るために大切なことはなんでしょうか。もちろん色々なことがありますが、基本的な要素として、「**運動**」、「**栄養**」、「**休養**」、この三つが大切であることがわかっています。ふだんの生活で、適度な運動をすること、質・量ともにバランスのとれた食事をとること、そして、睡眠を中心とする休養をうまくとることが、健康的な人生を送る上で重要なのです。
　中でも運動の大切さが認められていて、メタボリックシンドロームの予防・改善は「1に運動、2に食事、しっかり禁煙、最後にクスリ」といわれています。

## 3．日本人の生活の現状

　日本人は1日にどれくらい動いているのでしょうか。活動量の目安としてわかりやすいものに歩行の歩数があります。歩数計をつけて1日

にどのくらい歩いているかのデータをみると、これも人によって、非常に差があります。表 3-1 にまとめました。その人の職業や通勤の方法、生活の仕方や居住環境によって、1日に 2,000 歩程度の人から 1万歩に近い人まで、様々です。

表5　日本人の仕事と歩数

| | |
|---|---|
| 雨の休日のサラリーマン | 1,270 歩 |
| 家から出ない主婦 | 2,570 歩 |
| 休日在宅のサラリーマン | 2,850 歩 |
| マイカー通勤のサラリーマン | 3,620 歩 |
| 買物などをする主婦 | 5,680 歩 |
| 朝夕散歩する老人 | 5,680 歩 |
| バス通勤のサラリーマン | 8,280 歩 |
| 電車通勤の小学校教員 | 8,980 歩 |
| スポーツ好きの主婦 | 16,380 歩 |
| よく遊ぶ小学生 | 27,600 歩 |

（波多野義郎「人は1日何歩あるくか」体育の科学、1979年より改変）

歩数計のことを「**万歩計**」というように、1日1万歩程度歩くことが勧められていますが、実際に毎日1万歩歩く人は、かなり仕事が活動

的な人やスポーツをやっている人に限られ、多くの日本人はそんなに歩いていないのが現状です。家庭の主婦が1日家にいたら2,600歩程度しか歩いていませんし、サラリーマンが1日社内で机に向かっている場合だと、1,300歩程度にしかならないのです。

　参考までに、運動で消費するエネルギーはどの程度かを紹介します。

　運動によって消費するエネルギーは、運動の強さやその人の体重などによってかわります。例えば体重50kgの人が通勤や通学で30分間歩いた場合消費するエネルギーは、約80kcal、体重65kgの人の場合は約100kcal程度です。このように運動で使うエネルギーは1日の総消費エネルギーの中でかなり少ないのです。運動で体重を減らしたい人は多いかもしれませんが、体についている脂肪1kgを運動で燃焼するには7,000kcalの運動が必要です。一日や二日ほど運動してもそう簡単に消費できるものではなく、毎日の活動の積み重ねが大切になります。

## 2　健康と運動

### 1．運動の効果

・健康のためになぜ運動が大切なのでしょうか？

　運動というと、息が切れて苦しいこと、つらいことだと思っている人がいるかもしれません。確かにテレビなどで放映されるマラソン選手などは非常に苦しそうな息遣いで走っています。また、皆さんの中には、中学校や高校など学校の体育ではひたすら走らされたり、筋肉痛が起こるようなつらい活動ばかりさせられたという人もいることでしょう。しかし、健康のための運動は、必ずしもこのような激しい運動をする必要はないのです。ここで言う「**健康づくりのための運動**」とは、好きなスポーツやジョギング、ウォーキングをやるだけでなく、毎日の生活の中で体を動かすこと、例えば通勤で駅まで歩くこと、駅の階段を上り下りすることや、家

事で実際に体を動かしたり買い物に出かけることなども含んでいます。マメに体を動かすことが健康づくりにつながっているのです。

　ここで、健康のためになぜ運動が大切なのかをわかっていただくために、運動の効果をお話しましょう。これまでのいろいろな研究から、適度な運動が、心身の様々な面に良い影響を及ぼすことが明らかになっています。

- **行動体力の向上**：持久力や筋力が向上し、体力がつきます。
- **防衛体力の向上**：風邪などにかかりにくくなります。
- **肥満の予防や減量**：体重増加を防いだり、ダイエット効果があります。特に内臓脂肪の減少に効果があります。また基礎代謝が向上し、太りにくい体になります。
- **生活習慣病予防**：血管が若返り、高血圧や動脈硬化、心臓病や糖尿病にかかりにくくなります。
- **腰痛や膝痛などの予防**：関節などの痛みや障害を起こしにくくなります。

- **骨密度の向上**：運動により筋肉だけでなく骨も強くなり、骨折しにくくなります。
- **認知症の予防**：脳の機能にも良い影響があります。
- **リフレッシュ、リラックス効果**：気分転換など心理面にも良い影響があります。

　このように、様々な効果が認められています。逆に運動をしないことでこのような効果を得ることができなくなり、メタボリックシンドロームや生活習慣病にかかりやすくなるということになるのです。

## ２．健康づくりのための運動の紹介

　運動は、種類、強さ、1回に続ける時間を工夫することにより、先ほど述べたような色々な効果が期待できます。ここでは3つの運動の種類とその効果について説明します。

① 有酸素運動
　ウォーキングやジョギング、マラソン、エア

ロビクス、水泳、自転車こぎなど、運動をある程度の時間続けて行うタイプの運動です。通勤で駅まで歩くことなども含まれます。有酸素運動を行っているとき、筋肉は酸素をたくさん取り込んで脂肪を燃焼させて代謝が盛んになります。生活習慣病の予防や改善に最もお勧めの運動です。減量にも効果があります。

② 筋力トレーニング

腹筋運動や腕立て伏せ、あるいはトレーニングマシンやダンベルなどを使って、筋肉に負荷をかけてきたえる運動です。筋力がついて筋肉量が増加します。また筋力がつくことで日常生活が楽になり、転倒の予防にもなります。膝や腰の筋肉を鍛えると腰痛や膝の痛みに効果があります。高齢者でも筋力トレーニングが有効であることがわかってきています。

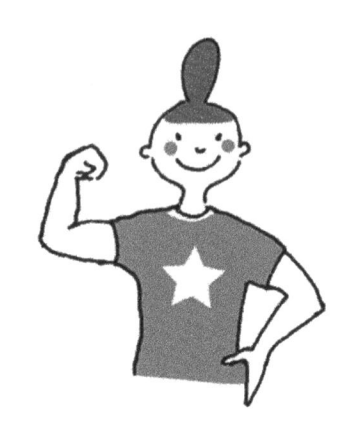

③ ストレッチ（柔軟体操）

　筋肉や関節を伸ばして柔軟性を高めます。柔らかくなることでケガの防止や運動後の疲労回復に有効です。また肩こりや腰痛などにも効果があります。仕事や家事の合間に行うことでリラックスやリフレッシュ効果が期待できます。また運動するときの準備運動や整理運動として活用できます。

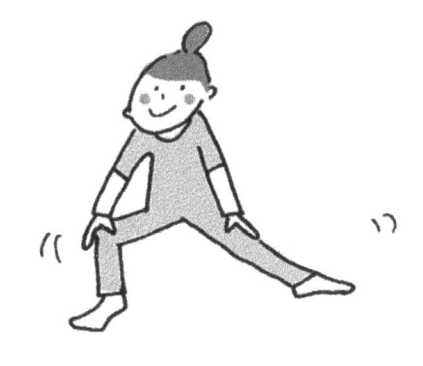

　これらの運動をどの程度行えばよいかですが、有酸素運動について健康な成人に推奨されている運動量の目安が示されています。
　まず運動の強さは中等度以上で、これは普通に歩くスピード以上の強さです。少し息がはずむかそれ以上の強さとなります。また、強すぎず、人とおしゃべりできる程度の強さです。
　なお、少し専門的になりますが、運動の強さを自分の心拍数で知ることができますので、そ

の求め方を紹介しておきます。

　運動中の心拍数の目安（1分あたりの心拍数）
　＝安静時（じっと静かに座っている時）の
　　心拍数＋（220－年齢）×0.5

**どの程度の時間運動すればよいか**

　1週間に60分から150分程度（例えば、週に2日〜5日、1回に30分程度）、あるいはそれ以上が勧められます。

　5分や10分といったこま切れの運動時間を合計して計算してかまいません。

　また普段の生活での通勤や買物、家事など自分が実際に身体を動かしている時間も含めて計算してかまいません。

・ **現在運動をしていない人**

　いきなり長時間の運動をするのでなく、まずは1週間に合計60分程度を目標にしてみましょう。

・ **身体が運動に慣れてきて、時間的な余裕が出てきた人**

合計 150 分程度まで増加させてみましょう。できれば週に 1 回だけまとめて行うよりは、週に 2 回以上の頻度で行うほうが効果的です。そして、最終的には歩数の目安である 1 日一万歩をめざすことが望ましい。

## 3．日常生活への取り入れ方

　このような 3 つのタイプの運動の効果を理解して、自分の目的に合わせて生活にうまく取り入れることが望まれます。逆に運動の効果について誤った認識をもっていると、運動しても思った効果が現れません。例えばよくある例ですが、ウエスト周囲の脂肪を減らしてやせるために腹筋運動が良いと思っている人がいますが、実際はあまり効果がなく、腹筋運動よりも有酸素運動をすることが望ましいです。
　また、中には運動の効果がわかっても、「**運動するのは好きではない**」、「**仕事が忙しくて、そんなに運動できない**」、「**家事や育児に追われて時間がない**」という人も多いでしょう。そういう人は、運動の種類、強度、時間といったこと

にこだわらないようにしましょう。日常生活の中で、マメに身体を動かすように心がけて活動量を増やすようにしましょう。「運動」だけでなく「生活での活動」を増やすことで、生活習慣病の予防効果は期待できるといわれています。通勤や買物のために毎日歩くことは有酸素運動になりますし、職場や駅、ビルでエレベーターやエスカレーターを使わず階段を上り下りすることで筋力トレーニングになります。仕事の合間や入浴後にストレッチすることで、柔軟性を高めリラックスすることができます。このように、生活の中に体を動かす機会は色々あるのです。

## 3　運動方法の紹介

　ここまで読んで、早速身体を動かそうと思った人もいるかもしれませんが、その前に自分の健康状態を知って下さい。
　「貴方は今、高血圧や心臓病、糖尿病、関節疾患などが無くて、運動するのに支障の無い状態ですか？」

病気があると運動が良くない場合もありますから、
- 健康診断で運動をしてもよいか調べてください。
- 何か病気のある人は主治医の指示に従ってください。
- 適切な運動が治療の一環となる場合もあります。

ここからは、病気のない人が健康づくりのために運動する際の方法を紹介します。

## 1．ウォーキング

基本的な運動として歩くことが一番身近な健康法です。

### 1）「ウォーキング」の方法や注意点ついて

最近は健康のためにウォーキングを実践している人がたくさんいます。特に中高年のウォーキング人口はかなり多くなっています。歩く時、人は下半身だけでなく腕も振っていますので、

全身運動として体の様々な筋肉を使い、関節も動かします。すると全身の血液循環がよくなります。自分の生活に合わせて都合のつく時間帯に都合のつく時間でかまいません。可能であれば、ある程度まとまった時間やってみましょう。

（1）初のウォキング
　普通に歩くスピードで歩きましょう。
　慣れてきたら、少しペースをあげて、早歩きを心がけてみましょう。ただし、息が切れて苦しくなるようなスピードは速すぎて、隣の人とおしゃべりできるスピードで歩きましょう。腕はしっかり振りましょう。

（2）慣れた場合のウォキング
　ペースをあげた場合は、走るときのように肘を曲げて振ってみましょう。スピードに緩急をつけて歩いてみるのもよいでしょう。家や職場の近くでいくつか距離の異なるウォーキングコースを設定するのはどうでしょうか。日によってコースを変えることで飽きがこなくなります。また、コースに坂道や階段の上り下りが入ると、

筋力アップにもつながります。

　歩くことは毎日行って問題ありません。ただし、急に頑張りすぎて翌日に疲れが残るようなら、それは今の自分の体力に対して無理をしてしまっていると考えられます。歩くスピードを落としたり、時間をもう少し短くしてみましょう。

## （3）ウォーキングの前の準備運動

　ウォーキングに限らずどんな運動をするときにも、準備運動は必要です。歩くという日常的な運動でも、ある程度意識的に時間をかけて行う場合は、事前に使う筋肉や腱をストレッチ（柔軟体操）して、柔軟性を高めておくことが必要です。

　・アキレス腱伸ばし・膝の屈伸・股関節の伸展、首・肩・腰の回旋やひねりの運動など、体のいろいろな部分を一通り伸ばしてから歩き始めましょう。

　この**準備運動**をやることで体が運動に適した状態になり、スムーズに運動が行えます。また、筋肉や関節を痛める予防にもなります。

## （4） ウォーキングの後の整理運動

　歩き終わった後にも疲労を残さないために、整理運動として準備運動と同じようなストレッチを行いましょう。

## （5） ウォキングの注意点

　注意点として、ウォーキングに適した服装や靴を用いましょう。

・スポーツウエアを着たり、ストレッチ性の高い服や通気性のある服を着用しましょう。季節にもよりますが、運動すると体温が上がりますので、熱を逃がす通気性のあるウエアが大切です。冬は手袋をしたほうがよいでしょう。

・また、ウォーキングに適したシューズをはくことも大切です。自分の足に合わない靴でのウォーキングは、靴ずれや足にマメができてしまったり、ひどい場合は関節の障害につながる危険性もあります。

・季節によっては少し歩いただけでも汗をかきます。夏の高温時や湿度の高い場合は特に水分補給が大切です。できれば、歩く30分ほど前に、コップ1杯程度の水を飲んでから歩くと、

脱水になる危険性が低くなります。また、運動中もできれば15〜20分おきに水分をとりましょう。長時間歩く場合は、ウエストポーチなどに水やスポーツドリンクを持って行くことが望ましいです。

以上ウォーキングについて述べましたが、視覚障害者の場合、1人で屋外でスピードをあげてウォーキングするのは難しい場合もあります。そのような時は、健常者のウォーキング仲間を見つけたり、後で述べるようなウォーキングマシンを自宅に購入するのがよいかもしれません。また、盲人マラソンのサークルでは定期的に集まって活動をしていますが、その参加者の中にはランニングだけでなく伴走者と一緒にウォーキングをしている人たちもいます。そのようなサークルに参加して活動するのもよいでしょう。

## 2．自宅で行える運動

家の中でも色々な運動を行えます。器具を使わなくてもできる運動や、いくつか器具の紹介

をします。

(1) 筋力トレーニング
　筋力トレーニングでは、専門的な用具を使わなくても、自分の体重を負荷としてトレーニングすることができます。以下にいくつか紹介します。

① 腹筋運動（上体起こし）
　床に仰向けになり、膝を曲げます。足首を家族におさえてもらうか、どこかにかけるなどして固定します。手は胸の前か頭の後ろに組みます。ゆっくり上半身を起こしてきて、腕や頭が自分の太ももや膝につくまで上げて、またゆっくり降ろします。ここまで上半身が上がらない人は頭だけ上げてへそをのぞきこむようにするだけでもかまいません。運動中は呼吸を止めないで、息を吐きながら上体を起こし、降ろすときに息を吸います。10回を1セットとして、まず1日に1セットから始めます。できる場合はセット数を増やします。

② スクワット

太ももの前側の筋肉や、股関節の中の肉を鍛えることができます。椅子にゆっくり座るような運動です。足を肩幅にして、足先をハの字に開きます。背筋を伸ばして両腕は前に伸ばします。この姿勢からゆっくり膝を曲げていきます。この時につま先と膝が同じ方向に向いているように曲げます。
3秒間かけて椅子に座るような姿勢になり、そのまま1秒間その姿勢を維持します。
そして3秒間かけて、元の姿勢に戻ります。このとき呼吸は止めずに膝を曲げていくときに息を吐き、伸ばして立ち上がるときには息を吸いながら動きます。運動中に下を向いて向いて背中が曲がらないように、また膝を曲げるときに膝がつま先よりも前に出ないように気をつけます。回数は10回続けて行うのを1セットとして、まずは1日に1セット行います。慣れてきたらセット数を増やしていきます。もし膝に痛みを感じる場合は、やめましょう。

③ ヒップエクステンション

太ももの後ろ側や尻の筋肉を鍛えることができます。立った姿勢から片足を浮かせて後ろに動かす運動です。椅子の後ろに立ち背もたれに両手をかけます。まず背筋を伸ばしお尻に力を入れます。次に右足を床から少し浮かせ膝を伸ばしたまま3秒間かけて踵から後ろに伸ばし、1秒間維持します。足を動かす距離は30〜50cm程度でかまいません。そしてまた3秒かけて元に戻します。この運動の時は片足立ちの状態なので、不安定な場合は手でしっかり椅子の背をつかみます。また呼吸は足を後ろに伸ばす時に息を吐き、戻してくるときに息を吸います。左足でも同じように行います。

このときに上半身を前に傾けたり、腰をそらさないようにします。右足を10回行ったら足をかえて左足でも10回行い、これを1セットとします。まず1日に1セットから始めて、慣れてきたらセット数を増します。

④ 腕立て伏せ

　胸や腕の筋肉を鍛えることができます。膝をついて行うと負荷が軽くなりますので、まずは両膝を床についてから、腕が床と垂直になるように肩幅より少し広く両手のひらを床につきます。指先はやや内側を向くようにします。ゆっくり肘を曲げて顔を床に近づけて1秒間維持します。そして肘を伸ばしてゆっくり元の姿勢に戻します。

　肘を曲げる時に息を吐いて、伸ばしてくるときに息を吸います。これもまずは10回を1セットとして1日に1セットから始めます。

　慣れてきたらセット数を増やしていきます。

　この他にもダンベルのような重りを使った筋力運動を行うことができます。


（2）ストレッチ

　身体の色々な部分を伸ばしてストレッチしてみましょう。いくつか紹介します。
　　・肩をすぼめる。
　　・肩を前後に回す。
　　・首を曲げる。

- 首を回す。
- 上体を前・後に伸ばす。
- 上体を左・右にひねる。
- 体側（身体の脇）を伸ばす。
- 大きくノビをするように全身をまっすぐに伸ばす。
- 膝を屈伸する。
- 片足で立って（ふらつく場合は椅子の背もたれなどをもちながら）踵を尻につけるようにする（太ももの前側を伸ばす）。
- 片足で立って膝を抱え、胸につくようにする。
- 股関節を伸ばす。
- ふくらはぎを伸ばす。
- 四股を踏むような体勢で中腰になって両膝を押し広げる。
- あぐらをかくように座って足の裏どうしを合わせて、上体を前に曲げる。
- つま先を前後に伸ばす。
- 足首を回す。

（3）器具を使った運動

最近は自宅で使えるフィットネス器具が色々販売されています。視覚に障害があって出かけて運動するのが難しい人は、いろいろな器具を自宅でうまく活用してみましょう。

① ウォーキング・ランニングマシン
　足元の大きなベルトが動きその速度が調整てき、ベルトの上を歩いたり走ったりできます。

② 固定式自転車
　移動しない自転車で、ペダルをこいで運動ができます。

③ ステップマシン
　片足ずつステップに乗せて歩くような動きをすることで、その場で階段を上っているような運動ができます。

④ その他
　NHKのテレビやラジオで放送されているテレビ体操やラジオ体操は全身の血液循環を

良くして、ストレッチや筋力トレーニングの効果が期待されます。毎日放送に合わせて行うのもよいでしょう。

また、縄跳びなども利用できます。

さらに、筋力アップやストレッチ効果、バランス能力への効果が期待できるバランスボール、ストレッチポール、バランスディスクなど色々な用具があります。スポーツクラブなどで使い方を教えてもらい、自宅でも活用することができます。

## 3．スポーツ施設の活用

地域にあるスポーツ施設を利用するのはいかがでしょうか。

### (1) 障害者スポーツセンター

もし居住している地域に障害者専用、あるいは障害者優先のスポーツセンターがあれば、利用してみるのはどうでしょうか。多くの施設にはトレーニングルームやプールがあり、指導員が器具の使用方法や個人に合った運動を教え

てくれます。スポーツ教室が開催されたり、サークル活動が行われている場合もあるので、参加するのもお勧めです。

(2) 公営のスポーツ施設

　市や区の広報で紹介されています。施設によりますが、トレーニングルームやプールが設置されているところがあり、障害者だと利用料が減免される場合もあります。
　また、サークル活動が定期的に行われている場合はその情報を得ることもできます。
　ただし、利用するのに付き添いの同行を求められる場合があるかもしれません。

(3) 民間のスポーツクラブ

　利用料は公営の施設より高いですが、トレーニング機器やその他の付帯施設が充実しており、運動プログラムも多彩です。
　このような施設でトレーニング指導を受け、その内容を自宅でも行うのもよいでしょう。

## 4 運動を継続するコツ

　以上のように、適度な運動が健康のために良いということは理解できても、実際に毎日の生活に運動を取り入れて習慣化するのはなかなか難しいし、生活習慣を変えるのもなかなか大変なことです。そこで運動を継続して習慣化するためのコツをいくつか紹介します。自分に合うものを選んでみてください。

① 現在の自分の活動状態を知る。
　今、実際にどの程度運動しているのかを万歩計をつけたり、生活を振り返ってノートに記録して、自分の活動量をできるだけ客観的に把握しましょう。音声付き歩数計が販売されていますし、最近の携帯電話には歩数計の機能が付いた機種もあります。今の生活は運動不足ではないか、また、今の生活にどのように運動を取り入れていけるかを考えてみましょう。

② 運動の目標をたてる。
　記録をもとに、生活に運動を取り入れる目標をたてましょう。できるだけ具体的で、自分やりたいことやできそうな目標にしましょう。
　例えば
　・「月曜日の帰りは一つ前の駅で降りていもよりたくさん歩く」
　・「昼休みに10分間散歩の時間をとる」
　などの目標をたてて実践してみましょう。
　　また実際にやってみて、無理そうな目標ならもう一度たて直しましょう。

③ 動を始めたら、記録をつけましょう。
　もし歩数計を持っているなら**毎日の歩数**や、どのくらいの**時間**動いていたかを**記録**しましょう。手帳にメモする程度でもかまいません。そして②でたてた目標を達成できているか、**1週間程度を単位に見直**してみましょう。自分の生活をモニターすることで、頑張っている自分をほめたり、できなかった場合は対策を考えることができます。

④ 運動したくなるきっかけを増やしましょう。
　ウォーキングシューズを買ってみる、そのシューズを目立つところに置いて、1日に1回履いて出かけるようにするなど、きっかけをつくってみましょう。

⑤ 運動したときのごほうびを用意しよう。
　目標を達成したらほしい物を買う、買ってもらうなど、運動を頑張ったことで何かよい結果が得られるようにしてみましょう。もちろん、ごほうびが物でなく、減量の成功でもよいと思います。

⑥ 周囲の人からの支援を増やそう。
　家族や友人に、一緒に運動してくれる人や運動することを応援してくれる人、ほめてくれる人を増やしましょう。

⑦ 運動をやめそうになる状況を予測して対処法を考えておきましょう。
　例えばウォーキングでは、雨が降ったり暑い季

節や寒い季節はやめてしまうかもしれません。そのような状況をあらかじめ予測し、運動する時間帯を工夫したりほかの運動を考えておくなど、やめそうな場合への対処をしておきましょう。

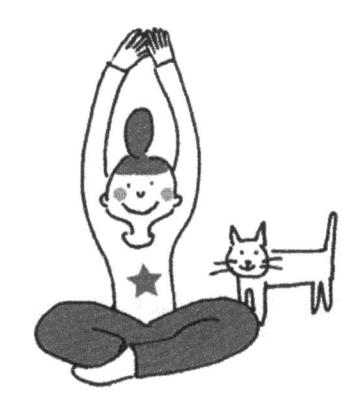

> 参考

## 測定機器の使い方

編集部

　p26 の"自宅でできる検査"で紹介された数値を視覚障害者、特に全盲の人が自分で測定するためにはどうしたらよいのでしょうか。ここでは、健康管理に必要な数値を測定するための視覚障害者用機器を紹介します。

　☆以下は 2010 年 12 月現在の情報です。

## 1．体温計

「音声付電子体温計　けんおんくん」
製造元：オムロンヘルスケア
型番：MC-174V
販売元：日本盲人会連合用具購買所
　　　　（電話 03-3200-6422）
価格：9,000 円

2010年12月発売の新製品です。以前のモデルでは、本体と測定部がコードで接続された形状でしたが、本製品は本体と測定部が一体となり、軽量・コンパクトなペンシル型になりました。細い棒状の測定部の上方に、表示部・操作スイッチのついた本体が続いている形です。

　測定時には、本体側面の電源スイッチを入れます。すると「測ってください」と音声発声があるので、測定部を脇の下に挟みます。「測っています」という音声発声があり、しばらくすると測定結果を「○○度○○分」という形で読み上げます。本体正面にある「きく」と点字表示されたボタンを押すと、測定結果をもう一度読み上げます。

＊本製品は日常生活用具給付事業の対象になっています。給付を利用する場合は、自治体の窓口まで問い合わせてください。

## 2．体重計

　「多機能音声体重計」
　製造元：株式会社タニタ

型番：BC201
販売元：日本点字図書館用具事業課
　　　　（電話　03-3209-0751）
価格：18,600 円

　全ての操作を音声でガイドしてくれる多機能体重計です。年齢・身長を登録すれば、体脂肪率・内臓脂肪・基礎代謝・筋肉量も測定できます。

　本体は 32cm×33cm の長方形で高さは 3.6cm。上面には足を乗せる位置が浮き出ているので、測定時はそこに足を乗せます。基本的な使い方は、手前側面の電源を入れて体重計に乗るだけ。すると「お乗りください」という音声が流れ、しばらくするとピッという音が流れて、体重の測定結果を読み上げます。

　このほか、年齢・身長を 4 人分まで登録することができ、自分の登録を選んでから体重計に乗ると、測定後に体脂肪率・内臓脂肪・基礎代謝・筋肉量の数値を音声で確認することができます。この場合、測定結果は体脂肪率・体重の順に読み上げられ、本体上面のキーを押すことで基礎代謝量・内臓脂肪レベル・筋肉量を確認

できます。もちろん、年齢・身長の登録も音声ガイドの下で行えます。

☆イヤホン機能付きとイヤホン機能無しの 2 機種があります。

＊本製品は日常生活用具給付事業の対象になっています。給付を利用する場合は、自治体の窓口まで問い合わせてください。

## 3．血圧計

「音声血圧計」
製造元：株式会社エー・アンド・デイ
型番：UA-767V
販売元：日本点字図書館用具事業課
　　　　（電話　03-3209-0751）
価格：15,000 円

小型の本体と腕に巻くバンドがコードで接続されています。一般的な血圧計の形と考えていいでしょう。

バンドを腕に巻き、ボタンを押せばピーという音とともに測定が開始されます。測定が終了すれば、血圧（最高・最低）と脈拍を 2 回繰り

返して読み上げてくれます。

電池式でアダプターが別売りになります（2100円）。

### 「音声血圧計 ディアグノステック」
製造元：松下電工株式会社
型番：EW3155
販売元：日本点字図書館用具事業課
　　　　（電話　03-3209-0751）
価格：23,500円

こちらは本体に上から腕を差し込むような構造です。やはりボタンを一つ押せば、「測定を開始します」という音声ガイドがあり、測定開始。腕が圧迫され、「測定中は安静にしてください」とガイドがあります。測定が終われば、「測定を終了しました」という音声の後、最高血圧・最低血圧・脈拍数を一度読み上げます。この製品には記録機能がついていて、過去90回分（1日3回）のデータを記録することができます。

電池・アダプターともに使用でき、こちらはアダプターもセットになっています。

## 4．万歩計

「消費カロリー付き音声万歩計」
製造元：台湾製
販売元：日本点字図書館用具事業課
　　　　（電話　03-3209-0751）
価格：2,730円

　大きさは 5.1cm×5.8cm の長方形で、厚さは 1.6cm。本体の背面にクリップが付いていて、ベルトなどに固定できます。重さは 32g です。歩数の他に歩いた距離、消費カロリー、時間を知ることもできます。

　本体右側面の突起した音声ボタンを押すと、現在の歩数を読み上げてくれます。また、その下のボタンを押すと読み上げ内容を距離・カロリー・時間の順に切り替えることができます。音声ボタンの長押しにより、上記4項目すべてを読み上げてくれます。歩幅や体重なども音声ガイドで設定可能です。

「らくらくホンシリーズ」

　万歩計機能は NTT ドコモの携帯電話端末「らくらくホン」シリーズにも搭載されています。らくらくホンシリーズをご利用の方は、この機能を利用するのが便利です。詳しくはお近くのドコモ・ショップへお問い合わせください。

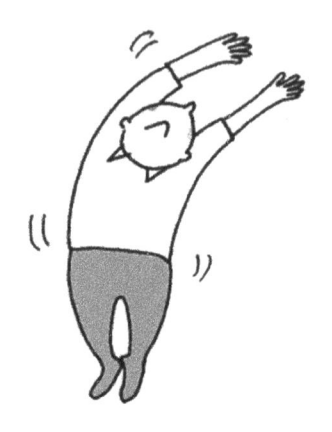

# 第4章　視覚障害者が語る
生活習慣病と健康維持対策

## 1　糖尿病とつきあう

戸塚竜永

### 1．はじめに

　現在、私はⅡ型糖尿病で通院治療しています。Ⅱ型糖尿病は、もともとインスリンが膵臓から出にくい体質な上に、食生活の乱れ、運動不足、ストレスなどの要因が重なることで発症します。ここでは、食事療法のヒントやインスリンを用いた血糖コントロールについて、Ⅱ型糖尿病患者としての私の経験を少しお話させていただきます。

　私は、糖尿病を発症する以前から全盲です。20歳ころまでは痩せていましたが、大学を卒業するころから徐々に太り始めました。食事も脂の多いラーメンや揚げ物を好むようになりました。

　そんなある日、30歳を前にして、体の倦怠感、

集中力の欠如、傷がなかなか治らないなどの症状が出始めました。「大したことはないだろう」としばらく放置していましたが、それらの症状は、一向に治まりませんでした。

ちょうど知り合いに医学部の学生がいたので、その学生に相談すると、「糖尿病ではないか」と言われました。そこで、その学生に付き添ってもらい大学病院を受診。しかし、結果は「問題なし」ということでした。空腹時で血糖値を検査したため、糖尿病が見逃されてしまいました。

初期の糖尿病では、食後に血糖値がグンと跳ね上がり、空腹時には正常（70〜110）に戻るのが特徴です。私の場合もそうでした。そのとき糖負荷試験を受けていれば、もう少し早期に病気の治療を受けられたかもしれません。

糖尿病をはっきりと自覚したのは、それから3年後の1995年10月でした。コーラを1日に4ℓも飲んでしまうほどの激しい喉の渇き、1時間に2、3回トイレに行くほどの頻尿、1週間で7kgの体重減少、足のけいれんなどの高血糖症状が出現しました。

近所の医院を受診、採血してもらうと、血糖

値が 453 もあり、即刻「糖尿病」と診断されました。以来、1ヶ月に一度通院して、食事・運動・薬物療法で血糖コントロールを行っています。

## 2．血糖コントロール

### 1) 食事療法のヒント

　糖尿病でもっとも注意すべきことは、合併症予防です。高血糖状態が慢性的に続くと、網細血管がダメージを受けます。手足に感覚障害や壊疽を起こしたり、糖尿病性腎症や糖尿病性網膜症などの合併症が現れるほか、脳梗塞や心筋梗塞などのリスクも高まります。

　そうした合併症を起こさないように、私の場合は、**ヘモグロビンA1c***を 6.5 以下にするよう医師から指導されています。

　　＊ヘモグロビンA1cとは、赤血球に含まれる色素の
　　　ヘモグロビンにブドウ糖がくっついたものです。

　ヘモグロビンは、血液中のブドウ糖とくっつきやすく、一度くっつくと離れません。血糖値は、

直前の食事の量、その日の体調、ストレスの度合いで変動します。ところが、ヘモグロビンA1cは過去1、2ヶ月の血糖値の状況をごまかしなく示すものです。

　治療をスタートした15年前は、ヘモグロビンA1cの値は9.3でしたが、食事・運動・薬物療法によりヘモグロビンA1cは一時期7.0以下にまで下がりました。

　その後、一人暮らしをはじめ、食事は外食中心となり、コントロールも悪くなってしまいました。職場でのストレスも重なり、酒量も増加。とうとう、2002年の冬にかかりつけ医師の紹介で、私は40日間糖尿病内科のある病院に入院することとなりました。そこでは、検査・治療を受けるとともに、管理栄養士から栄養指導、看護師からインスリン注射のうち方、血糖測定の仕方などを指導されました。

　食事について、私が医師から指導された1日の摂取カロリーは、1,600kcalです。一人暮らしの食事管理は、どうしても難しい面があります。そこで、配食サービスを活用することを管理栄養士から勧められました。

幸い、私の暮らす横浜市には、障害者手帳1級で一人暮らし、かつ料理や買いものに困難があると市が認定した人を対象に配食サービス支援制度があります。1週間に5食分ですが、市が食事代の一部を負担してくれます。配食業者は、糖尿病食を冷凍やレトルトで宅配してくれるサービスなど、さまざまな業者から選ぶことができました。私が利用した業者は、高齢者向けの配食サービスでした。そこは糖尿病食を作っていませんでしたが、高齢者向けの食事なので、1食のカロリーは550kcal以下、しかも薄味、バランスもとれていました。近年味がよくなっているとはいうものの、電子レンジでチンするだけの糖尿病食は、どこか味気ないものがあります。それに比べて、配食サービスは、手作りでぬくもりがあり、おいしいものです。
　夕食を配食サービスにお願いし、朝食はパンとコーヒーと野菜サラダ、乳製品、昼食は定食などなるべくバランスのとれたものを食べるようにしてきました。配食サービスについて、お住まいの自治体に尋ねてみてはいかがでしょうか。

2）インスリン注射

　入院を機に、服薬のみの治療からインスリン注射と服薬を併用する治療がスタートしました。入院以前は、膵臓のベータ細胞を刺激してインスリンを分泌させる薬のオイグルコンを服用していました。私の場合、膵臓のインスリン分泌機能が衰えていて服薬では安定した血糖コントロールが困難になったため、オイグルコンによる治療よりもインスリン注射による治療の方が血糖コントロールがうまくいくと医師が判断しました。インスリンを使うことは、糖尿病が悪くなったと思いがちです。運動・食事・服薬で頑張ってみても血糖コントロールがうまくいかない時は、医師と相談して思い切ってインスリン注射に切り替えるのもいいかもしれません。もちろん、血糖値を測定したり、毎日インスリン注射をうつという煩わしさや低血糖のリスクもあります。しかし、それらは慣れや学習によって解消できます。

　現在、私は1日2回、朝と晩の食事30分前にインスリンを自己注射しています。

ここに、注射の手順を記します。まず、手指を石けんで洗い、アルコール綿花で注射器の針をセットする部分、皮膚、手指を消毒します。そして、ノボペンというインスリンが充填されたペン型注射器のキャップを取り、使い捨ての注射針をセットします。次に、ノボペンの頭の部分のつまみを1回時計回しにひねります。すると、「カチ」という音がしてシリンダーがわずかに上がります。シリンダーが上がったことを確かめて手のひらの上で、つまみを親指で押し込み、インスリンが出たことを手のひらで確認します。この作業は、針に万が一不良がないかを確かめるためです。

　次に、つまみを時計回しに動かして指定された単位分だけ目盛りを合わせます。「カチ」という音がする度に、1単位ずつ増えていきます。たとえば、10単位ならば、「カチ」という音を10回数えます。もしも途中でわからなくなったら、つまみを時計とは逆方向に回してゼロに戻して、最初から数え直します。目盛りを合わせたら、消毒した皮膚に皮下注射します。針を刺す深さは、2～3mmで十分です。シリンダーを押し込

んだら、すぐに抜針せず、10秒ほど経ってから針を抜きます。

次に、針を入れていたキャップを針先にしっかりかぶせて反時計回しにひねると、使った針がキャップにくっついて取れます。使用済みの針は、ペットボトルなどの容器に入れて保管します。針が貯まったら薬局で回収してもらいます。

3）血糖値測定

次に、血糖値の計測について紹介します。

音声ガイド付き血糖測定装置は、測定装置本体に音声機能がついているテルモ製「メディセーフ・ボイス GRV-1」、測定装置に音声ガイド装置をつけるサノフィアベンティス製の「グルコカード・ダイアメーター α」とサンワ科学研究所製の「グルテスト PROR」があります。測定装置の価格は、2万円前後です。2008年度からインスリン注射を打たない2型糖尿病患者にも、血糖値自己測定にかかる費用が健康保健で認められるようになりました。しかし、年間500点（5,000円）しか認められず、1個100円以上す

る測定チップなど必要なランニングコストのほとんどは、自己負担となるので、かなり高額です。

　私が使用しているテルモ製の「メディセーフ・ボイス GRV-1」は、音声ガイドが測定装置に組み込まれている一体型です。

　仕様は、単4アルカリ乾電池2本、測定範囲は 20 〜 600mg/dl。電池寿命は、約 500 回。外形寸法は、幅 154mm、奥行き 57mm、高さ 16mm。メディセーフ・ボイスには、測定値読み上げ、過去に測定した日時と測定値の読み上げ、測定エラー読み上げなどの機能があります。

　使い方を説明します。測定装置にチップを装着し、スイッチを入れると、測定準備完了を伝える音声が流れます。次に、これから測定する指先をアルコール綿花で消毒します。穿刺ペンに穿刺針（センシバリ）を装着します。そして、穿刺ペンを指の腹に押し当てて、ペンの引き金を引くと、穿刺針が指に刺さり、ペンに引っ込みます。なお、穿刺針は、その都度取り替えましょう。出血はごくわずかです。測定器につけたチップが当たるように、出血部位をゆっくりとなぞります。18 秒後に測定結果が告げられま

す。うまく測定できない場合は、エラーガイドが流れます。アルコール綿花で出血した指先を消毒し、汚れた綿花、チップ、穿刺針をペットボトルに廃棄します。これで検査終了です。

なお、使用済みの綿花、チップ、穿刺針は、ペットボトルに入れておき、貯まったら薬局で処分してもらいましょう。

メディセーフ・ボイスには、カセットテープに録音した取扱説明書が添付されています。使用する際は、取扱説明書を聴いてお使いください。

メディセーフ・ボイスについての情報は、テルモコールセンター（0120-76-8150、9〜17時、土日・祝日を除く）にお問い合わせください。

## 4）低血糖への備え

糖尿病でインスリンを使っている患者は、特に低血糖に注意しましょう。低血糖は、インスリンを打って食事の時間が遅れたり、激しい運動をした後などで急に起こることがあります。低血糖症状は、冷や汗、動悸、激しい空腹感、脱力感、眠気、手の震えなどです。低血糖だと感じたら、すぐにブドウ糖や甘い缶コーヒーを

摂取しましょう。低血糖症状に対処するために、ブドウ糖などを常に携帯してください。そうした準備をしていても、低血糖で意識を失うこともあります。そうした場合、速やかに医療機関で治療を受ける必要があります。命の危険もあるからです。糖尿病でインスリン注射を打っている患者は、糖尿病手帳をかかりつけ医や薬局でもらい、低血糖症状に備えてかばんなどに入れておくといいでしょう。また、職場の同僚や友人に自分が糖尿病であること、低血糖の症状や対処法を話しておくといいでしょう。低血糖については、主治医から対処法をよく聞いておきましょう。

## 3．おわりに

　インスリン注射を打っている私ですが、長距離の海外旅行にも何度か出かけています。その際、あらかじめ航空会社の許可をもらって機内でインスリン注射もしています。
　9.11同時多発テロ以来、機内持ち込みの手荷物検査は、厳重です。機内でインスリンを使用

するには、旅行会社を通じて搭乗する航空会社に「糖尿病患者で機内でインスリン注射をする必要があること」を伝えてもらいます。そうすると、航空会社から、主治医による英文の診断書を搭乗手続きの際に提示することなどが要求されます。出発前に簡単なもので結構ですから英文の診断書を用意してもらいましょう。また、保安検査時に機内持ち込みできる液体は、厳重にチェックされます。インスリン注射器、機内で使用する注射針を透明な袋（電子レンジ用の「ジップロック」）に入れておくと便利です。後は、航空会社の指示に従いましょう。

　蛇足かもしれませんが、機内食には糖尿病食もあります。必要であれば、予約することもできます。

　インスリン注射を打ちながら生活している私ですが、ほとんど健康な人と変わらない生活を送っています。時折旅行し、おいしいものを食べるのも、私の楽しみです。糖尿病は、一生つきあっていかなければなりません。時には、いきつきも必要です。

## 2　浄水器とのつきあい方

畑中優二

　浄水器の必要性を客観的に人に伝えるのはかなり難しいです。私の田舎の実家では現在も水道水を飲んだり料理に使っていますし、私自身も浄水器生活を始めてまだ8年ほどです。

　私が浄水器を導入したのは、「人の体は水と空気と栄養でできている」という言葉に出会ったのがきっかけです。言葉は単純ですが、「外から物を取り入れる」行為は人の生活の中でもっとも何気ない習慣であるだけに、「生活習慣病をあなどってはいけない」というメッセージを非常に強く感じました。その中でも「水」は人体の7割近くを占めているということなので、私はまず「水」から変えて自分の健康を維持しようと思ったのです。

　ちまたには色々な浄水器が売られていて、情

報が氾濫している上に悪質な被害についても聞くことがあります。「いまや家庭にも浄水器は常識」のような風潮になってきているのがかえって混乱を招いているような気がします。ここに私なりの「浄水器とのつきあい方」をまとめてみましたので、参考にしていただけましたら幸いです。

いうまでもなく、浄水器の機能は「水道水のなかの有害物質を濾過してきれいな水をつくる」ことです。有害物質として代表的な塩素やトリハロメタンは、たいていの浄水器で「除去できる」と広告されています。

浄水をつくる機器のタイプは、大きく分けると2種類あります。蛇口に直接フィルターを取り付けて短期間で定期的に交感する「浄水蛇口タイプ」と、蛇口から取り入れた水道水がホースを通ってドーム型のフィルターで濾過される据え置きの「浄水器タイプ」です。一般的には、二つのタイプをまとめて「浄水器」と呼んでいます。

浄水蛇口はダスキンのレンタルサービスなどが代表的で、ひと月2,000円前後と手軽に導入

できる点と、構造が単純なので手入れや掃除の心配をあまりしなくてよい点が魅力です。浄水器タイプはフィルターが何層にもなっていて、当然濾過の性能は非常に優秀です。除去できる有害物質の種類も多くなる場合があります。フィルター交換までにたいてい2～3年と長期間使用できるので毎月の維持費はかかりませんが、たとえば「料理の鉄人」で紹介されたシーガルフォーの浄水器を購入するなら10万円以上はかかります。たいへん高価なのでおいそれと導入するのは難しいでしょう。ただ、浄水器タイプでも月3,000円くらいのレンタルサービスを扱っている会社もあるようです。これなら手軽かつしっかり濾過された水が飲めます。

　各メーカーがうたっている浄水の質も結構違います。軟水、硬水、アルカリイオン水、中にはパイウォーターといって「命を育む自然の水」とされるものもあります。値段と相談して好きな水を選べばよいのですが、メーカーによっては「おいしい」「安全」「体にやさしい」など水の説明にいろいろな表現を使っています。当然これらはまったく違った意味合いになりま

すので、自分の健康作りにはどんな水が必要かを少しイメージしておくことで宣伝に振り回されずに選ぶことができると思います。

　私がお勧めするのは、米国マルチピュア社が販売している浄水器です。理由は、このメーカーの浄水器には国際基準となっている「NSF 認証マーク」の付与が許されていて、私なりに浄水の安全性を信頼できたからです。NSF は、国際的な第三者機関として食品および飲料水、また空気および生活環境など、公衆衛生分野における安全性の確保とリスク管理を行うことを目的としている米国の団体です（マルチピュア社のホームページより）。浄水器の材料や構造または製造過程、汚染物質の除去性能、広告や宣伝の表現などに問題がないか、厳しいチェック項目を設けて定期試験や抜き打ち検査を行っています。このマークを取得した浄水器は、現在では世界中で 5,000 種類ほどしかないそうです。

　いちばん安価な「アクアドーム」は、49,800 円でホームセンターにも売られています。シンク横のカウンターなどに据え置きするタイプで、本体はドーム型をしています。後ろ側からホー

スが出ていて、それを水道の蛇口まで伸ばしていき、ホース先端の切り替えバルブを蛇口に取り付けます。もちろん電源もいりません。浄水はバルブの切り替えによって水道の蛇口とほぼ同じ位置から出てきます。フィルターは 17,000 ℓ 濾過可能で、1 日約 46 ℓ 使った場合に 1 年ほどで交感する必要があります。家族 2 〜 3 人ならそれほど使うことはないので、2 年くらいは使用できると思います。交換用フィルターは 17,800 円ほどです。アクアドーム本体の保証期間は 3 年間です。

　私の場合はこのように「安全性」を求めて高価な浄水器を選びましたが、塩素やトリハロメタンならたいていの浄水器で除去できますから、かえって「安さ」や「おいしさ」を優先して選んだ方がその人の健康によい場合もあると思います。

　さて、私が浄水器を使い始めてから感じた生活の変化がいくつかあります。それらを交えながら、浄水の利用法についてご紹介します。

　まず、甘いジュースをやたらと飲まなくなりました。導入前の私は大の炭酸飲料好きで、コ

カコーラや三ツ矢サイダーを筆頭に350ml缶なら1日1本は外出時の必須アイテムでした。家の冷蔵庫にはブルガリアヨーグルトやらコーヒー牛乳が常備してありました。それらがすべて「浄水」に置き換わったおかげで、私の糖分摂取量は格段に落ちたはずです。

　なぜ水ばかり飲んでいて飽きないのかというと、単純に「水がおいしい」と感じられるからです。飽きないどころか、水で満足感を得られるようになってきます。2ℓのピッチャーいっぱいに浄水を入れておき、冷蔵庫で冷やします。朝起き抜けに冷水をコップに注いでグイッと飲むと気分がかなりすっきりします。私の場合、「これからでかけるぞ」とか「これからパソコンを使うぞ」とか、何か始めようとするときにもこの冷たい1杯が常習となっているので、知らず知らずのうちに水の摂取量は増えていると思います。今は、毎日1ℓから2ℓくらいの水を飲んでいます。

　外出時には浄水を水筒に入れて持ち歩いています。お勧めなのが、米国カスケード・デザイン社から発売されている「プラティパス」とい

う携帯用の水筒です。本当は登山やアウトドア用品として売られているのですが、キャップの付いたプラスチック・ラミネートのボディは飲み終わると折りたたむことが可能で、あまりかばんを膨らませたくない私には非常に魅力があり購入しました。保温の機能はありませんが、冷蔵庫であらかじめ冷やしておけば半日は冷たいままですし、この「水飲み生活」を始めたら常温でも水をおいしいと思えるようになってしまうはずなので何も問題ありません。素材のプラスチックは耐久性があり、内部にはばい菌が付きにくいため、繰り返し洗って何度でも使用できます。しばらく使わないときは水を抜いて冷凍庫に保管しておけばカビが生えたりもしません。毎日きれいに使っていれば、いわゆる水くささやプラスチックの臭いもなく、おいしい水を持ち歩くことができます。私は、夏は1ℓ、冬は530ℓのモデルを朝から持ち歩き、夕方くらいにはだいたい飲みきっています。1ℓの「プラティパス1ℓ」は1,000円ほどで、530ℓの「プラティ・スポーツ」は900円ほどです。

　次に、これはかなり主観が入っていますが、

肌のでき物がなくなって滑らかになり、腰の痛みをあまり感じなくなりました。浄水だからというよりは、水をたくさん飲むようになって代謝がよくなったからなのかも知れません。ただ、甘い飲料も好みますが、以前から水もよく飲む方だった私は、多少口がしびれるような感覚があっても都内の水道水を直接飲んでいました。浄水を飲むようになってからは、同じ水道管から来た水でもしびれなどを感じることは一切なくなったので、非常に安心できたことを覚えています。

　それから、ご飯やお酒がよりおいしくなったのも浄水を使い始めてからです。うちでは米とぎから炊くときの水に使っていますし、野菜や豆腐を洗うとき、鍋の水にも使います。とにかく、口に入れそうなものには浄水を惜しみなく使っています。ご飯は、炊飯器の蓋を開けたときの塩素臭が消え、しばらく保温したご飯にも嫌な臭いがつかないのでおいしく食べられます。やかんやポットで沸かしたお湯も塩素の臭いを気にすることがなくなるので、「塩素を取りたい」という理由だけでも浄水器はお勧めです。

製氷皿にも浄水を入れて氷を作ります。私が見えていた頃の記憶では氷はやや白いイメージがあるのですが、浄水で作った氷はより透明に近づくそうです。いかにも「不純物がない」きれいな水のような気がします。買ってくる氷もいいですが、浄水で作った氷をウイスキーに入れて飲むと、味にも透明度が増すようでおいしく感じます。

　以上、私の浄水器生活について色々と書いてみました。お勧めした製品は私の好みがだいぶ入っていますので、参考程度に見ていただければ幸いです。浄水器は選ぶのが難しいので、外から多くの情報を集めすぎるよりは、周りの人の使っている浄水器の感想を聞きながら、自分が飲みたい水は「安全な」水か「おいしい」水か、維持費も考慮してイメージを固めるのがいいと思います。

　私は現在 30 歳です。今は、この年でも脳梗塞を起こしたりガンを発病する人が少なからずいると聞いています。私もそうなりたくないし、長生きしてうまい酒と甘い物にたくさん出会って楽しく暮らしたい。むしのいい欲求かもしれ

ませんが、この矛盾を「浄水」でうめて、これからも健康の維持に気をつけながら生きていきたいと思っています。

## 3 わたしの健康維持のための生活習慣

元筑波大学教授
長尾榮一

　私は生活習慣病の対策としてではなく、自分なりの生活経験と理屈からいくつかの生活習慣を継続し、健康を維持している。

### 1. 食生活

　まず、1日に2食である。
　私が大学を定年退官した17年前、体重が65kgあり、これを減らすには食べ物を少なくすることだと考えた。
　3食のうち昼食や夕食は人と会食したり、外食せざるを得ないことが多いので、朝食を摂らないことにした。

当時の家内も体が弱かったこともあるが、主婦として「3食より2食の方が楽だ」とか、「停年がないから大変だ」と言っていた。
　朝食を抜くといっても、水分が不足してはよくないと思い、朝食としてスープかコーヒーを飲むことにした。
　こうして体重を60kgに落とすことに成功した。まだ、「メタボ」などという忌まわしい言葉も流行っていない頃だった。しかし、旅行に行って団体でホテルの朝食を摂らなければならない時があり、その時はおかずだけ食べ主食を避けた。それでもビールなどを飲むせいか旅行から帰ると2kgぐらい増えていることが多い。でも、帰宅してまた元の習慣に戻ると60kgに復することができた。

a. スープ

　数年前に札幌の友人から北見特産の「オニオンスープ」をもらい、それがやみつきになり、以後飲み続けている。最近は他のポタージュスープやインスタント味噌汁もおいしいことを知り、目先を代えて飲んでいる。

b. コーヒー

　インスタントコーヒー各種やドリップコーヒーにクリープとオリゴ糖*とお湯を入れるが、その順序を検討しながら味をテストしているのが楽しみである。

c. 紅茶

　今まで紅茶の良さを知らなかったから朝はスープとコーヒーに決めていた。友人から試しにと勧められておいしさを知った。

　紅茶の産地や種類、濃さ、温度、レモンティーにするか、ミルクティーにするか、入れるものによっても、レモンの厚みによっても味が異なり、微妙な違いを味わうのもことを覚えた。

d. 緑茶

　緑茶は飲まないのかと言われれば、これは若い時から好きで、私の好きなものは緑茶、ミカン、風呂と言っていたものだ。

　これは昼食や夕食時に飲んでいる。

*オリゴ糖

コーヒーや紅茶の甘味にオリゴ糖を用いている。光岡先生の腸内の善玉菌とい呼ばれている乳酸菌を増やすという説を聞いてその後利用している。

・**水分**

私の家の冷蔵庫の氷はおいしいと人はいう。

水の中に「**太陽石**（東急ハンズでは麦飯石）」という石を入れておくと塩素など不純物が吸収されて浄水器にかけたのと同じになる（月1回洗って数時間天日に干す）。

この本体は石英斑岩といって表面の色が麦飯に似ているところから名付けられたそうだ。
漢方薬の注釈書、明の李時珍(1518 〜 1593 年)著「本草綱目」、その他にも収載され、「甘温、無毒」、皮膚病に効くとある。これには無数の穴が空いていてその面積は活性炭（吸着力が強い墨、防毒マスクにも使う）の2万倍と計算されている。そして、無水硅酸（光ファイバーの原料、歯のエナメル質）、鉄、酸化アルミニウム、マグネシウムなどの天然ミネラルを含み、遠赤外線を放射するジルコン（微量なウランを含む

とされる）を包含している。私のように飲料水に入れるほか、2、3kg 布袋に入れ、浴槽に浸ける利用法もある（汚れるので頻繁に洗って干さなければならない）。いずれも健康に良いとされている。

　近年の猛暑は目を見張るものである。

　健康の維持には水分を補給する必要があり、前記の水の他、外出先では特に選択せず、ウーロン茶、レモン水、リンゴ・ブルーベリー・マンゴーなどのジュース類を飲んでいる。

・アルコール飲料

　一応種類を問わず飲める。若い頃はかなりの酒豪で酒にして 5 合ぐらい飲んだが、最近は、飲み過ぎると気持ちが悪くなるのでビール中ジョッキ、日本酒 1 合、ワインは白を主にしている。

　おつまみは乾き物よりは湿った物がよく、枝豆、そら豆、スモークチーズなど上々。

・果物

　果物は特にえり好みしない。中でもミカン類、

リンゴ、梨。

• **野菜**

　ビタミン、食物繊維の関係からなるべくたくさん食べるようにしてる。「ゴーヤ（にがうり）」は琉球産の瓜だが、この中のビタミンCは熱を加えても分解しないから用途が広く、体に良いと恩師生化学者三浦義明先生に聞いてから我慢して食べるようにしている。

　また、らっきょうはタマネギや長ネギと同じく、ユリ科植物で、ビタミンB類が豊富であるので5〜6個食べるようにしている。

## 2．運動

　健康のためには毎日ある程度の距離を歩くことがよいと解っているが、私は最近、脊柱管狭窄が起こって足にしびれがあり、一人歩行が困難になって止めている。しかし、何らかの仕事で外出することが多い関係から結構歩いていると思う。

　また自宅に「ステッパー」という金属製の足

踏みを買ってあり、出かけない日には 200 回踏むでいるがその効果は不明である。

・その他の運動
　ベッド上での運動
　朝、起き上がる前にベッド上で左右にゴロゴロ寝返りを繰り返す。これも一応全身運動、前身循環調整の意味がある。

3．その他の生活習慣

・歯みがき
　歯磨きは歯間を掃除するというだけではなく、歯茎の循環をよくするのによい。少々痛みを感じても我慢して磨いているうちに血液の循環が変わり、痛みはなくなる。

・鍼
　鍼の専門家にしか通用しないことだが、私は常に鍼を持っていて必要なときは環境が許せばいつでも鍼をする。
　夜中に目覚めて鍼をすることはほとんど毎晩

だ。慣れれば肩甲間部以外はどこでも刺せる。上肢は片手で刺せるし、肩上部も反対側の手で鍼を刺すことができる。

　全身、必要に応じて症状をとる。

　また、手を使う治療者なので、手部の肌荒れには気をつけ、荒れた時は皮膚保湿剤の「ケラチナミン」を薄く塗ることを怠らないようにしている。


・体外への排出

　排便、排尿、痰など決して我慢せずに排泄することを心がけている。


・身だしなみ

　衣類の洗濯は機械がするので自分で頻繁に視覚障害者としての検査してもらって選別する必要がある。ズボンやシャツのプレスも触ってわかったときは人に依頼し、触ってわからない小じわはみてもらう必要がある。


・　心の持ちかた

　私は性格的に楽天家なのだろうか。

希に自分の失敗を悔いて落ち込むこともあるが、しかし、すぐに治る、治すといった方が適切かもしれない。くよくよしない。人間だから失敗も、言い違いも、やり過ぎも、やり足りないこと、いい足りないこともある。終わってしまったことは元に戻らない。なるべくいいわけはしない。言っても人は弁明としかとらない。年のせいもあってか、すぐ忘れる。我慢もしても都合のいいことに私の意識は別なことに向いてしまう。こういうのもおかしいが、神様が私をそう仕向けてくれる。

　楽しいことは何でもする。常に楽しい方を向く。

　以上のようなことが私の健康方法である。最後に「私の人生は楽しかった」と言って死にたい。

## 4　私の健康法

漢方鍼師
佐野昭典

## 1．はじめに

### 1）生い立ち

　私は昭和6(1931)年の春2歳4ヶ月でハシカにハシカと大腸カタルが重なり高熱を出し、何とか命を取り留めたが、両眼を失明した。6歳ぐらいまでは親や祖母の心配をよそに父が経営していた広い紙漉工場の中やその周辺で男の兄弟の庇護もあったが野原や、小川などをかけずり回った。まわりに子供の仲間が大勢いたので、ベーゴマ、メンコ、チャンバラ、かくれんぼ、竹馬乗りなどまわりの子供に負けてなるもんかと頑張って遊んだ。まわりの子供に馬鹿にされたりいじめられたりするのが悔しかったのだ。
　私の健康な体と根性はこうした自由な遊びに

よってその基礎ができたように思える。

　眼が見えない上に青白い顔をして下を向いているようでは按摩の親方にはなれないと真剣に思っていた。

　東京盲学校の初等部には適齢から3年遅れてやっと入った。放課後や夏休みなども学校の運動場で鉄棒、砂場、滑り台などを十分に使って体を鍛えた。

　敗戦後の食糧不足の中でも腹を減らしながら相撲部を作り稽古に励んだ。ろくなものしか食べられない中で身長170cm、体重55kg。細身ながら背筋が伸び太い骨と強い筋力に恵まれ、がっちりした体になることができた。

　以下、私が長い教員生活や結婚生活の中で学び実践してきた健康に関わりそうな事柄を綴ってみた。

## 2．古典に学ぶ

### 1）天地（陰陽）

　自然の摂理に従って生活すれば健康であり、

摂理に反した生活をすれば病を起こすという漢方の健康と疾病観。これは人間を小宇宙と見るからである。

　私が行っている経絡治療は人の体をこの自然の摂理に合わせるように調整することが基本である。年4回ある土用は「折り目、切り目をきちんとつけて、次の季節に渡していく」という大事な時で季節の変わり目に病気を起こさせないようにするために意義がある。また、一年を360度の巡りとして24等分したのが二四節季（にじゅうしせっき）である。


・現在の我々人間の生活ぶりはどうだろうか。
　過剰労働、遅寝・遅起き（本来早起きをしなければならない）、食事の不摂生、色々なストレを得ない要素が多すぎる。
　国ではバランスのとれた食事・適度な運動・十分な休息の3本柱を健康の基準に上げている。多くの人はこのことが必要であることを知っているが、それができない人が多い。
　その上、特に若い女性は痩せたい願望から食事を減らしたり、プリメントで代用したりして

いる。そのため、月例の生理が遅れたり 2 〜 3 月見なくても何とも思わない。また、やせて肌の色つやが悪い人も多い。ここで健康な生活を取り戻さないと、日本の将来が案じられる。

### 2）「未病を治す」という予防医学としての鍼治療

　最近「未病」という漢方用語が医師（現代医学を信奉する）や一般の人に盛んに使われるようになって、それ自体は結構なことであるが、真の意味を理解して用いてもらわねばならない。

　糖尿病予備群、太りすぎ、痩せすぎまで「未病」を治す対象という向きがあるがそれは違う。

　**「未病」を治す治療は**糖尿病予備群を作らない、太り過ぎや高脂血症を起こさせないようにする治療のことなのである。前の項で土用の時の調整が大事だといったのは、まさに「未病」を治すことで、次の季節によりよい健康状態で移って頂くというのが経絡治療の心髄なのである。

　私は病気が治癒した患者さんに「病気になってしまうとつらいし、治すのに日にちがかかる。それ故、病気にならない体を作るために「月 2 回、二四節季の頃に来院してください」とお勧

めする。多くの方がそれを守ってきてくださる。これはお金がかかって贅沢のようだが、実は患者さんにとっても私にとっても結構なことなのである。

なお、「未病を治す」の原点は『素問』の第2 四季調神大論篇、『霊枢』逆順篇第 55、『難経』72 の難などに記載がある。興味のある方は参考にされたい。

## 3．よい生活習慣の実践

### 1）食生活

健康な体を作りそれを維持増進させるためには、バランスのとれた日本食を続けるということになろう。しかしそれは言うべくして不可能に近い。核家族が増え、老いも若きも一人暮らしが多くなり、IT 産業など深夜まで続く労働、遅寝早起きになりがちな人、サプリメントで朝食をすます人、安かろう悪かろう弁当で昼をすます人、安い居酒屋で飲んで食って夕食をすます人が増え、家庭で家族そろって膳につき、楽しく夕食ができる人は珍しくなっているのでは

なかろうか。
　食料品の自給率が日本は40％を割っているというから中国から入ってくる粗悪な野菜などを買い、食べることが増えざるを得ない現状である。政府の食糧政策はお粗末だから一人一人が注意する以外ない。私ごときものが食生活を改善するための手だてを論じたり有効な提案をできる訳がない。

　ここでは私が少しばかり本や資料を読んで知ったことと私と家族のこれまでの食生活の一部を紹介することにしよう。

　私は貧乏人の子沢山の家庭で育ったのでろくなものは食べられずいつも腹が減っていた。ご飯、味噌汁、漬け物は最低食べられた。太平洋戦争中から敗戦後はみんなが食べ物に苦労し、貧しい食生活だった。
・昭和30年に結婚してからは妻の手料理を食べられるようにはなったが、安い給料から食費を多く取るのは無理だった。
・昭和40年代に入りベースアップが続き、

ようやく人並みの食費を使えるようになっていった。子供が3人恵まれ、好き嫌いをなくすよう、始めからなるべく私と同じものを食べさせるよう、家内と話し合ったものだ。そして他のものは節約しても食費だけは惜しみなく使うことにした。

・ 現職の時は本務の他に組合活動、障害者運動、また鍼の研究会に所属し、臨床実践も積極的に行った。したがって飲み歩く機会がかなり頻繁で結構不摂生がちになり、家での夕食は週に3、4回あればよい方だった。お陰様で怪我もせず、たまに風邪をひくくらいで勤めを休むことはまったくなかった。

## 2）停年退職後

外で飲み食いすることが減り、家での夕食を楽しむようになった。晩酌はうまい酒、うまい食べ物を選んで充実させている。一般的には酒の量が減らないことが悪いようだが、飲めなくなったらおしまいなんだからとたかをくくって続けている。

## 4．食生活に関する私の考え方

### 1) 絶食

　断食で健康を取り戻したという話はよく聞く。だからといって、誰でもすぐできるものではない。

　食べ過ぎは駄目。少食にしようと思っても、よく噛んでゆっくり食べようと思っても、なかなか実行は難しい。

　絶食にしようと決めて2ヶ月間実行した。お茶と水は飲んだ。

　思ったよりつらくはなく、仕事はちゃんと行行った。土曜日の朝の白粥（ウルチとヒエ）のおいしかったことは忘れない。結果は67kgあった体重が62kgまで下がった。3kgくらい減ればよいと思っていたのが減り方が多かったので一応やめた。その後は体調は良かったが2ヶ月くらいで65kgに戻り、このくらいが丁度良いかと。しかし平成23年5月に痛風を患い飲みつけない薬を十日間、好きな酒を2週間やめて、痛みと薬の弊害に耐えていたところ、体重が60kgになってしまった。

　今はこれくらいが年相応かなと悟り、やせ

細ってきた腕やいっそう骨っぽくなったあばら骨をさすりながら静かに暮らそうと言い聞かせている。

## 2）腹八分に医者いらず

「腹六分に病なし」と貝原益軒（かいばらえきけん）はいっている。グルメ、飽食に流れている今、この教えを守るのは至難の技だろう。

私は米は玄米か七分づき、長野県の栄村（さかえむら）から取り寄せている。

酒はほどほどに、食べ物は魚と野菜を中心にしている。私の住んでいる練馬区田柄（たがら）の地域には、まだ野菜など作っている農家が大分残っている。旬の野菜や枝豆など農家から直接買うから、新鮮でおいしいものが食べられるので幸せだ。八百屋で買うのはたまに旬はずれのものだけだ。生きているものをいただかせてもらうのだから、感謝の気持ちで食事をしている。

## 3）ストレスが多い現代社会

あらゆる病気の原因はストレスだと言い切る医者や学者がいる。酒もたばこもやらない、菜

食中心でバランスのとれた和食を続けてきた人が、脳疲労によって生活習慣病になるケースが増えているというから怖い。

　脳疲労は臓腑の疲労と同じだというからうなづけないこともないが、それならどんな食生活が最善なのかわからなくなる。

　昔から大食らいや早食いはいけない。よく噛んでゆっくり食事をしろという。わかっていても昭和一桁生まれの私などは悪い典型で、ゆっくりよく噛んでなんかいたらうまいものもまずくなってしまうのだ。

4）したくないことはしない

　好きなことをする。嫌いなものは食べない。好きなものを食べる。酒もたばこもやりたければやる。

　こんな生活ができればストレスがたまらず、健康によいという学者がいた。

　机上論としてはわかる。特に仕事などはしたくなくても生きるためにはせざるを得ない現実が普通だ。したくないことはしないですむ社会などありうるのか。

また、ある学者は「**1日1回和食を心地よく腹いっぱい食べるのが健康によい**」と、これはせめてせめて夕食だけでも家族そろって食べられたらよいという願いを込めて言っておられるのだろうと思う。2世代3世代が一緒に住み、専業主婦と手伝ってくれる人がいるような状態なら可能かもしれない。親子だけの家庭で親が共稼ぎの場合は、子どもたちだけで寂しく食事するというのが増えている有様。まともな食事は学校給食だけだという子供が増えていると聞く。
　私は生きて行くのに必要欠くべからざるものはと問われたら、**空気、水、食べ物**と答える。日本はよい水に恵まれている。空気と食べ物をよくするために、政治家に頼らず国民全体が意識を高め、工夫していかなければなるまい。

## 5）己の健康は己が守る

　医者や薬に頼りすぎてはいけない。よい食事と按摩・鍼灸で健康の維持増進を図ってゆきたい。そうすればかさむばかりの医療費を削減できるに違いない。そのためには施術者自身、「末病」を治す治療、病気を治す治療ができなけれ

ばならない。ちょっと飛躍したかもしれないが、私自身、よりよい臨床家になろうと日々努力しているから、つい口にしたくなった次第である。

## 5．呼吸法の効用

　私は毎朝、日輪を礼拝し、今日の無事を願った後、深呼吸を 10 回以上行う。また、高血圧気味の上に寝不足などで不整脈が起こることがあるが、その時は深呼吸を繰り返し、冷たい水をグッと 1 杯飲むと不整脈が治まる。体調がおかしいと思ったとき、まず行うのは深呼吸だ。お陰で医者にはいかず薬を飲むこともない。
　調心、調息、調身の深呼吸のすばらしさについては、多くの学者や研究者が書いたり話したりしている。この健康法は、多くの人が取り入れている。
　九州大学名誉教授で心身医学のパイオニアといわれる池見酉次郎氏の話を聞いた。「セルフ・コントロール（自己調整）」といって、深呼吸法（調心、調息、調身）で脳を整え、自己を整えられる。この呼吸法は腰を立て、下腹を引き、

形を整えて行うことを教えている。

　浜松大名誉教授の高田明和（たかだあきかず）氏も、深呼吸の効用の解いている。

　呼吸は酸素を取り入れ、二酸化炭素を排出するだけではないと。高血圧、血糖値、胃腸を整える。イライラし、興奮して落ち着かない時に、深呼吸は気持ちを整えるといっている。

　正しい呼吸法を行うためには正しい姿勢（形）が大切である。腰を立て、背筋を伸ばし、丹田を意識してゆっくり深呼吸を繰り返す。正しい深呼吸は二酸化炭素を増やし、呼吸中枢を刺激して「セロトニン」を増やす。また、呼吸の数息観（息を数える）が大事と。〈ひとーつ〉、〈ふたーつ〉とゆっくり数えながら呼吸を繰り返す時は、雑念が去り集中できるのだと。呼吸作用の効果は現代医学の生理学や心理学で化学的に立証されつつあるのだ。

## 6．運動・体操

　足腰を鍛え、太りすぎを予防し、脳や胃腸の働きをよくし、健康で快適な生活をしたいと盛

んにジョギング、ウオーキングが繰り広げられている。また、スポーツジムに通ったり、太極拳なども人気を呼んでいる。結構なことである。しかし私のように重度の視覚障害者やあはき（あん摩、はり・きゅう）開業など仕事を持っているものにとっては、行動や時間的制約があり、どれもなかなか取り組みにくい。そこで今回は私の必要最小限度の自己流体操と運動不足をかばうための毎日の試みを紹介することにする。

## 1）朝起き上がる前の体操
- 仰向けになり、足を伸ばす。
- 足を浮かせて足関節屈伸運動3、40回
- 膝を両手で抱え込む股関節の屈曲10回
- 股関節を曲げた姿勢で外脚10回
- 膝を曲げた姿勢で、股関節の内転10回
- 足を伸ばしつま先を合わせおしりを上に浮かす20回
- 膝を曲げ頭を枕から離し、首を曲げ腹筋運動20回以上。

これで体操は終わる。

2) 腹の手のひら療法

　次は膝を立てた姿勢で適宜両手の手のひらを腹の皮膚にピタリと置いて、全体を圧すように全体を撫で、擦る。最後に両手の指頭（ゆびさき）で、かなり強く胃を中心に腹全体を叩打（親指を外に、その他の四指軽く握り叩く）する。胃腸が動き始めたのを確認し起き上がる。

3) 洗面の後の体操

　冷たい水をコップに1杯グッと飲む。
　日輪に手を合わせてから立位の体操を行う。
- 蹲踞（しゃがむ）の姿勢で背筋を伸ばし、肩の上げ下げ、伸脚、体の前後屈、側屈、回旋、首の前後屈、側屈、回旋、上肢の内外旋などの肩関節の運動
- スクワット（我々は天つき体操といった）30〜40回
- 腿を高く上げての足踏み、片足50回ずつ片足立ち左右適宜で終わる。

4) 柱によりかかり体操

　膝から下のマッサージと運動（私は足がむく

みがちなのでそれを少しでも防ぐため)。
- 趾(あし)の他動運動
  側部内縁から下腿内側の按捏(ないそく)(もむあん摩の手技の一つ)
- アキレス腱部から腓腹筋の把握揉捏(掌(てのひら)と親指、その他の四指でつかみ揉む、あん摩法の手技の一つ)
- 手指の爪もみ(後述)
- 大腿前側(ぜんそく)での車手や突き手(あん摩の曲手といわれる手技の一つ)などのレッスン。

5) 体操終了後
　御奉前(ごほうぜん)を開き、法華経信者として朝の読経約20分。集中し、しっかり発声して心身を安定させる。呼吸や発声の訓練になり1日のスタートとしてかかせない。

6) 通勤
　最寄りの駅まではなるべく歩きたいが、都合で車で行くことも多い。有楽町線の駅構内では極力階段を使う。電車内では手すりにつかまりながら両踵(かかと)を挙げて立つことにしている。

## 7．爪もみ療法

　新潟大学教授の福田稔、安保徹の両氏が提唱した治療法である。
　白血球にはいろんな種類があるが、おおざっぱにいってリンパ球が 35 ％、顆粒球が 60 ％ある。このリンパ球と顆粒球の割合が正常率であれば健康といえる。自律神経のうち交感神経優位になると、リンパ球の数が減り、顆粒球が増える。副交感神経優位になるとリンパ球が増え、顆粒球が減る。（5 〜 10 ％の範囲）
　リンパ球が増えると小さい細菌やガン細胞などを食い殺す。顆粒球が増えると比較的大きな細菌や異物を食い殺し自爆する。その際、活性酸素を排出し、それが災いを広める。
　交感神経優位が長く強く続くと、動物は攻撃的になり（腹が減るから）人間もイライラしたり怒りっぽくなる。
　副交感神経優位になるとリラックスし、体が休まり自然治癒力が増し、病気は回復に向かう。看護師が夜勤明けにリンパ球が減り、顆粒球が増えるのは実験で証明されている。

福田・安保両氏は、中国に古代から伝わる治療法を参考に、頭頂部の百会というツボと指の爪の生え際にある井穴（各経にある五行穴の一つ）というツボに注目。これらのツボを刺激すると副交感神経が緊張することを発見した。そして頭頂、顔面、首、背中、腰などのツボを注射針やレーザーで刺激する一方、井穴だけは自分の指で爪もみをする自律神経免疫治療法を確立したのである。

　爪もみだったら家庭で誰でもできる。こうして2002年爪もみ療法を健康専門誌などに発表したところ、難病が治ったなどの声が次々と寄せられているという。

　福田氏は、この爪もみ療法は具体的に次の手順で行うと。

1. 爪の生え際の角にあるツボを反対の手の親指と人指し指で両方からつまみ、少し痛くなるくらいの強さでグッ、グッともむ。
2. 両手の親指、人指し指、中指、小指を1.の要領で10秒ずつもんでゆく。病気や症状に対応する指は20秒もむ。これで1回2分弱の爪もみが完了。ただし、薬指は交感

神経を緊張させるので通常はもまない。
3. これを1日に2、3回繰り返す。
これによって、早い場合はその日から普通はだいたい1ヶ月後から症状の改善が始まるという。

福田氏はいう、「人間には自分で病気を治す免疫力が備わっている。爪もみは自律神経のバランスを取り、その免疫力を高める療法で、21世紀中にはこれまで発達してきた手術や薬物による療法に代わって、この爪もみ療法が大きく台頭し薬や医者がいらない時代が来るかもしれません。1回2分、1日わずか数分くらいでできるこの療法が難病の息の根を止める日も近いだろうと」。

以上は私の作文ではない。福田・安保両氏が実績を基にして発表されたものの一部を引用したのである。福田氏の最後の指摘には飛躍があると思われるが、我々施術者としては追試する意義は十分あると思う。私は自分自身の健康法として毎日実践している。患者さんにも適宜応

用したい健康法で、やられたらどうかと勧めている。

## 8. おわりに　－生きる姿勢－

### 1) 継続は力なり
体調が悪い日も多いが、体操など朝の決まりは休まず続けて行く。

### 2) 食事は3度摂る
バランスのとれた日本食が主。酒は特定休肝日は作らず、酔う程度に死ぬまで飲む。昼、弁当を買う時、夜、レストランなどで飲み食いするとき、よく吟味する。幸せなことに私たちが40年以上も住み慣れている練馬区田柄は田柄水道が配水されている。これは数カ所で地下水を汲み上げ配水されてくる。家では都の水道も使っているが、安い田柄水道を大事に使わせてもらっている。ミネラルウオーターが売られている時代、おいしい井戸水がいつでも使えることはは恵まれている。私の健康はこの水のお陰かもしれない。

3）鍼治療

　毎日臨床室に立てるのは私の生き甲斐である。鍼治療に当たっては「医は仁術、思いやりと祈る心で患者さんに接する」ことである。

　新しい患者さんは多くの場合、治してさしあげた患者さんからの紹介でみえる。信頼関係ができているから、治りが早いのは当然だろう。

4）82歳の想い

　私の人生のモットーは「腰を立て、背筋を伸ばし、顔をあげ、まっすぐ歩く」である。"子どもの頃"、"理療科教員としての38年間""停年退職後の経絡治療の臨床家としての20年余"私はこの間おおむねモットーを通してこられたと自負している。良い妻や子に恵まれ、幸せな家庭を作ってこられ残せた。鍼の道を手ほどきし、一緒に学んできた教え子は、みな私を追い越すほどの臨床家になっているのは嬉しい限りだ。

　人並みに生きることのつらさもずいぶん味わってきたが、家族に守られ多くの友に助けられて悔いなき年月を過ごせたことはありがたいと思う。

子どもや年寄りが大事にされ、若い人たちが喜びと希望を持って働ける場を保証される社会になるよう。戦争は絶対しない平和な日本であり続けるよう願ってやまない。

## 5　健康づくりと運動

金子　修

## 1. 元気な脳をつくろう

　元気な毎日の生活は、その人がどのような生活をめざすかによるもので、生活能力はけっして年齢で決めつけられるものではありません。その人に合った生活の工夫をすることが大切で、見えない、見えにくいなりの工夫によって、できていないことをできるように努めることが、生活の張りをもたせることになります。

　浜松医科大学名誉教授の高田先生の話では、脳の働きは、年を重ねるごとに衰退すると思われていましたが、近年、医学界の研究によって、脳は70歳になっても常に変化しているということがわかってきたと述べています。

　人間の脳は、脳細胞がたくさん集まってでき

ています。全体として何と1千億の細胞があって、そのうち約150億は脳の表面（これを皮質といいます）にあります。この大脳の皮質にある細胞は、見たり、聞いたり、触ったり、考えたりする働きをしています。

　この脳細胞は、たくさんの突起とよばれるアンテナのようなものをもっていて、さらに電線のように、その情報をほかの細胞に使える突起もあります。脳を働かせることによって、突起の数が増え、さらに枝分かれをして多くの情報をつなげる役目をすることがわかってきました。つまり、脳細胞は使うことによって、どんどん機能が増すのです。

　脳には、ちょうど手の形をしたような部分があり、親指の部分を刺激すると、実際の親指が動く、あるいは親指の部分を痛くすると、脳の親指の部分が反応する。そこで、もしも指をピアノの練習のように非常にたくさん使うと、指の部分が太く長くなる。それは、そこにある脳細胞がどんどん増えるからで、頭を使ったり、指を使ったり、いろいろと考えたりすると、脳が使っている部分がどんどん大きくなって、機

能がよくなると述べています。もう一つ重要なことは、例えば、目が見えない人が点字を読むと、普通指先で点字を触りますから、脳の指の部分が活動しているように考えられます。ところが、実際に脳を調べてみますと、点字を読んでいる人は、ものを見る部分、それは脳の後ろにありますが、その部分が非常に活動しています。つまり、目の見えない人は、指先で見ているといえます。このように、普通の人の場合は見る目からの刺激によって使っているところを、目の見えない人は、指先の感覚のために使っているのです。つまり、脳が変化しているのです。そのように、私たちの脳は、何のために考えたり、運動したり、勉強したりするかということによって、常に作り変えられています。ですから、脳がよく働くように常に心掛けて作り変えるということが、私たちが元気な脳を作るために非常に必要なことであると述べています。

　まずは、身体を動かすことを心がけ、脳や身体の中に、いろいろな刺激を受けて何らかの形で、健康づくりや生活能力の向上を考えてみてはいかがでしょうか。

そこで、簡単にできそうなことが、意外に難しいと思われる手の動作によって、脳のはたらきを活発にする運動を紹介します。

1) グーとパーを開いたりむすんだりする動作

　右手は、ちょうだいをするように手のひらを上にむけて前にさしだします。同時に左手は、手のひらを上にむけてグーの形に胸の前に引きます。それを、左右交互に、前に出す手と手前に引く手を交互にかえる動作をします。
　どうでしょう。できましたか？
　では、次は、前にでる手をにぎってグーにします。胸の前に引く手は手のひらを上にむけてパーのように開いて、交互に動作をくりかえしてみましょう。
　むずかしくなりましたか？
　これは、人が転んだときに、体を守るための動作で、前にでた手は反射的に手のひらをパーにするはたらきをするからだそうです。

2) 右手は後ろ回しで、左は前回しをする動作

　右手は肩の高さに腕を前に挙げ、左の腕は後

方に引いた位置から始めます。右腕は後ろ回し、左の腕は前回しをします。できたら、左右の腕の回す方向を変えます。

次に、この動作を1回転ごとに方向を変えてみて下さい。

運動神経の働きで左右対象に動かすことは比較的簡単なことでも、左右異なる動作をすることにたいしては、くり返しの練習が必要なことが多くなります。その他に右と左が異なる動作を見つけて、それに挑戦してみて下さい。

## 2．毎日の生活リズムを習慣化しよう

### 1）ラジオ体操で健康づくり

健康な体づくりは、朝起きて一杯のコップの水を飲むことから始めましょう。毎日の生活のリズムを習慣化することは大切なことです。

私は、朝5時30分に目覚まし時計で目を覚まします。30分ほど犬の散歩をして、近くの公園で軽くジョギングを行い、ラジオ体操をすることを日課にしています。

ラジオ体操は、国民の体力向上と健康の保

持・増進を目的に、昭和 3 年に当時の逓信省簡易保険局（現株式会社簡保生命保険）の呼びかけて、NHK で放送が開始されたのことです。

　われわれの子供のころは、夏休みといえば、どこの地域でもラジオ体操が行われ、小さな子どもからお年寄りまで、多くの人が参加し、スタンプを押してもらうことを楽しみに参加したものでした。

　ラジオ体操会が、健康な体づくりの他に、地域の人たちとのコミュニケーションを図り、休み中の規則正しい生活リズムの保持や体操カードによる続けることの効果などによって、知らず知らずのうちに、地域活動の活性化や生活習慣を身につけること、継続することの意欲を高めることの大切さを今になって知り得たように思います。

　さて、ラジオ体操は、その人の運動能力に合わせ、無理のない運動で効果的な体操を行うことが求められています。また、座った状態でもできる運動量を少なくした「みんなの体操」がテレビで放映されていますので、ぜひ、放送時間に合わせて、生活の中に取り入れられること

をお勧めします。
　では、次にラジオ体操の効果的な運動について、ポイントとなる動作を具体的に記述します。

### ポイント１　背筋を伸ばした状態から始めましょう

　運動の開始や一つ一つの運動に戻った時には、骨盤をやや前方に起こして背筋を伸ばすことを心掛けます。

### ポイント２　運動のリズムに合わせて呼吸をしましょう

　手を開いたり、体を反らすなど肺を拡げるような動作では息を吸います。また、手を胸の前で交差したり、体を前屈するなど、体を縮めるような動作では、息をはきます。運動のリズムに合わせて必ず一定のリズムで呼吸して運動を行います。

### ポイント３　筋の緊張と脱力運動を繰り返しましょう

　動作を開始するときなど、力を入れるとき

には、ややすばやく行います。動作を緩めるときには、力を脱力する気もちで行い、運動の動作にメリハリをつけます。

**ポイント4　持っている力を最大限発揮しましょう**

体の前屈運動では膝を伸ばしておくことや、体をねじる運動では、足を踏みしめて行うなど、ちょっとした姿勢に気をつけることによって運動効果が得られます。

無理のない範囲で、その人の能力を最大限発揮した体操をすることに心がけることが、健康を保つ上で大切なことです。

## 3．運動をするに当って、自分にできること、できないことを知ろう

何よりも健康な心でいられることは、自分に甘えないことだと思います。

まずは今、生活の中で何がしたいのか、何をしなくてはならないのかを前向きに考えて、で

きることに励むのが大切だと思います。私は、40歳を過ぎて視力低下が進行しはじめました。老後の生活を考えて、見えなくても続けることのできる文化的な趣味を広げるとともに移動能力を高めることに努めています。さらには、50歳になってからは体力の保持を考慮し市民マラソンに参加しています。

　視力低下によって、かえって人とのかかわりも多くなり、いろいろな体験をする機会も増えました。また、マラソンをしてきた経験からは、健康な体であればある程度の体力づくりが可能であることも知ることができました。

　自分にはできないと思っていたことが、ちょっとしたアドバイスや創意工夫、道具の活用によってできるようになったり、また、人の意見を聞くことや手助けを受けることによって、生活能力が向上したように思います。

　生活の中に取り入れる音楽でも運動でも、共通に言えることは、無理のない計画を立てることです。基礎的な技や能力を身に付けるには、自分なりの目標を持って練習に励み、他の人とのかかわりの中で、互いに刺激しあえる関係が

できると長く継続できるのではないかと思います。
　とくに運動の場合、精神的にひとりで継続することが難しかったり、安全を確保するために人とのかかわりを持つ必要がある場合もあります。本人自身がしっかりとした考えで、事故に気を付けて目的に合った自らの生活環境を整えていくことが肝要であると考えます。

## 4．おわりに

　健康的な生活を考えるに当っては、前述したように、その人の体力や生活に対する意欲、趣味などによって生活スタイルは異なります。毎日の生活の中で、その人なりの楽しみや張りのある生活ができることが大切に思います。
　私は畑を借りて素人なりに簡単な野菜づくりをしています。野良仕事はとても正直で手をかけたなりの結果が表われるように思います。種を蒔く前の準備、種まき、追肥や雑草取り、そして収穫の過程を経るのですが、自然の中で知らず知らずのうちに見えないなりの工夫、体力を使った作業、そして健康な物づくりと、今の

私にとっては正に、四季を通して生活リズムを保ち、さらに生活に張りをもつ上で、最適な効果をもたらせる作業になっていると思われます。
　農作業は、見えないと難しい部分はありますが、通り道を低くしたり、苗に支え棒を立てると雑草の区別ができたり、収穫しやすい根菜類などの栽培など、植え方の工夫によっては私なりにできることがたくさんあります。また、収穫の多いものについては、知人を誘って一緒に収穫してもらえることも楽しみの一つです。
　誰もが共通に与えられていることは一日は24時間です。時間を何に使うかは最終的には自己決定です。自らが有効に使える時間を大切にし、その積み重ねによって、誰もが充実した生活が送れることは、周りの人に対してもプラスの方向に相通じることとなるでしょう。

## 6　毎日を元気に過ごすために

加藤満裕美

　生活習慣病とも言われる成人病、もちろん誰だってなりたくてなる人はいないわけであるが、せめて日々のちょっとした心がけで予防できるのであれば、日々元気に過ごすためにぜひ心がけたいものである。
　それらの病気にならないためには、私は「何事もすぎないこと」だと思っている。
　たとえば、塩分を多く取れば高血圧にもなるだろうし、糖分を取りすぎたら糖尿病にもなりやすくなるだろう。
　アルコールの飲みすぎは肝臓を傷めることにもつながるだろう。
　食べる量がいつでも人より多ければ体重も増加する。
　太りすぎたら、心臓への負担も多くなるだろう。

このようなことから、成人病予防と言って素人の私が思いつけることは、睡眠を取る、暴飲暴食をしない、適度な運動、栄養のバランスを考える、ストレスをためない、規則正しい生活をするなどである。
　また、残念なことではあるが、人は20歳くらいまでは成長の時期だが、そこから先は徐々に下降し、年齢が上がれば衰えの下降も早くなるとも聞く。そんな「衰え」を私もしっかり実感している。私自身が感じている話を二つ書いてみたいと思う。
　私は学生時代は細身で周りの人からも「やせてるね。」、「ほそーい！」、「もっと肥った方がいいよ。」などと言われていた。
　睡眠も食欲も旺盛で偏食もなく過ごしていたので、「痩せてること」がちょっと不満でもあった。よく食べていたものだから、「お腹に虫を飼っているんだね。」とも言われたことも懐かしく思い出す。バイキングだってよく行っていた。
　そんな幸せな悩みもつかの間、20代も半ばになると、だんだんと体重が増え始めたのである。そして、希望体重に達してもまだ増え続け、10

キロ以上も増加してしまったのである。周りの友達がしばしば言っていた、「ああ、また肥っちゃう。」と言う言葉、いつも軽く聞き流していた私にも身にしみて分かるようになった。ちょうど勢いよく体重が増加したころに結婚したこともあって、一時期「おめでたですか？」と尋ねられたこともなんども。いきなりやってきた体重の増加に「なにか悪い病気にかかったのではないだろうか。」と心配にもなってきた。今から思えば、希望の体重に達したあの時にもう少し食とか健康に意識を持っていたらよかったのにと思ってしまうのである。

　それから、毎年行われる健康診断。こちらも若いころは、なにも考えずに軽やかに受けに行き、問題ない回答をもらっていた。30代も半ばを過ぎると、判定結果のランクが下がったり、再検査になる項目も出始めた。無事クリアーできた年の健康診断を心から「ありがたい。」と思えるようにもなった。

　そして、毎年やって来る誕生日。年を重ねれば重ねるごとに今まで元気に過ごしてこられたことに感謝し、誕生日の重みも年々深まって行

くものだと感じている。

　これら二つの話は私にとって注意信号を送っていただいたとありがたく受け止めて、少しずつ健康に過ごすための意識を持っていきたいと思うのである。

　そこで、では体の衰えを少しでも遅らせるために、あるいは年齢に応じた体へのご褒美はないだろうかと考えるようになった。私が習慣としてできること、意識することを考えよう。そのためにはなにができるだろうか。

　**長続きさせるためには、無理はしない。**

　**楽しめることから探す。**

　**良いと思ったら受け入れてみよう。**

　この三つを基本条件に考えて行くことにした。

　まず、体力が衰えないようになにか体を動かすことを考えようと思った。体重が増えたことで（もしかしたらそれだけではないのかもしれないが）、細かった時と比べて動かなくなった気がする。学生時代は体操が大好きだった。今では、日々歩くことも少なく、運動もほとんどしていない。喜んで体を動かしていた自分が、今はおっくうになっている。

なにか気楽にできることを探したいと思って目をつけたのがスポーツクラブ。仕事の後にでも行かれる通勤経路の範囲の中で探しはじめた。
　何件か当ったがその返事は、「ぜひいらしてください。」ではあるのだが、一人で通いたいことを話すと、「こちらでは特別な対応ができないのでどなたかと来て欲しい」となるのである。
　ふと近くのカフェで友人と食事をしている時に、他のテーブルで誰かが話をしていたフィットネスクラブのことを思い出した。断られた他のスポーツクラブよりこちらの方が家にも近かったので、ぜひ尋ねてみることにした。そして、家からとても近いことがプラス条件になったので、一人で行くことはあきらめて、ガイドヘルパーの方同伴で入会を認めてもらおうと私も気持ちを変えて扉を開いたのである。
　「ガイドヘルパー同伴」と書いたのは、それまで尋ねたスポーツクラブは、会員証を持った人しか使用できないのである。だから、私のために会員証を作ってもらい、その人限定でガイドを頼むか、すでにそこを利用しているガイドの方限定でお願いするしかないのである。それ

もまた不便だと思い、私の介助をする条件でヘルパーの方を中に入れていただく交渉をこのフィットネスクラブにはしてみようと思ったのだった。
　ところが、ぜひやってみたいことをお願いすると、早速体験に来てくださいと言っていただき、最初はヘルパーの方を頼んだ方が良いかどうかも尋ねると、一人で来て良いと言っていただけたのである。最初は一人のスタッフがずっとついてくださり、いろいろ機械の使い方を教えてくださった。自分に一人のスタッフを専属にさせてしまったので、お礼を言うと、「初めはどんな人でも同じように説明している」とほっとする言葉を言ってくださった。
　このシステムは機械を使っての筋力トレーニングとボードの上で行う有酸素運動を交互に行うもので、配置が頭に入ってしまえばある程度自分で動けるのが画期的。そして、音楽が常に流れていて、30秒ごとに隣へ動くよう合図が入るのである。その声と共に、一斉に隣へ移動するのである。
　一般によくあるトレーニングルームでは、空

いている機械を探してそれを行うため、常に誰かに次に進める機械を探してもらわなくてはならない。ところが、これなら最初に開いてる場所に着かせていただけたら後は一人で大丈夫。スタートする場所が違ってもみんなが同じタイミングで同じ方向に進むこのシステムは、別の人が使っているところに飛び込んでいく心配もなく、なんて視覚障害者向けなんだろうと感動した。
　月に一度計測週間があり、体のサイズや体重、筋肉の量、体脂肪などを計ってもらうことができる。これが定期的に自分のことを知るきっかけにもなっている。
　正直、予定が合わず、休むことが多くなったりすると辞めてしまおうかと考えることもある。でも、最初に訪問したあの時の嬉しかった気持ちを思い出しては思いとどまるのである。決して運動量がこれで足りているとは思えないが、やらないよりは良いと思うことにしている。体操が好きなこと、これは楽しむ条件が満たされる。一人で自由に行かせてもらえること、これは無理せずできる条件が満たされている。

最近は体の凝りを感じる自覚症状が少しずつ出てきたり、腰がだるかったり、衰えを感じることも多くなった。チャンスを見つけて体を動かす機会を増やしていきたい。

　後は食べることに少し意識を持ちたい。年と共に代謝も下がるので若いころと同じように食べるわけにもいかないし、自然と趣向も変わってくる気がしている。

　もともと食べることが大好きな私にとって、病気になり、制限しなくてはならなくなるのは、とっても辛いことだと思う。食は日々の生活を明るくしてくれたり、家族や友人とのコミュニケーションの盛り上げ役としても大活躍してくれている。美味しいものを口にしたときの幸せなこと、がんばって作って喜ばれたとき、食べ物や飲み物が単なる栄養になるばかりでなく、心の栄養ともなって私の日々の活力になっている。

　我が家は、家族も私も野菜類が大好きなので、家では必然的に野菜や豆腐などを使った料理が食卓に上ることが多い。最近知人の家で作って飲ませていただいた生のジュースに感動して、

我が家でも生ジュースにはまっていたりする。ジュースを作って飲むようになったら、果物や野菜の消費量がぐんと増えた。

体に良いと勧めてもらい、サプリメントを食べていた時期もあった。それらは味が悪かったり、錠剤を飲むだけで味わう楽しみがなく、長続きさせることはできなかった。

そして、家で食べるものは食材の味を大切に、なるべく薄味も心がけたい。

美味しい料理は友人や家族のコミュニケーションの盛り上げ役とも書いた。人との会話が好きな私の楽しみの一つに外食もあげられる。外で食べる食事は野菜分が少なく、肉、魚が多くなる。家での食事とのバランスでそれなりに均等に食べられているような気もしている。そして、楽しい会話があると、美味しい料理にもどんどん箸が進む。ふだんの食事よりもずいぶん多く食べてしまったときには、翌日を少し軽めにするなどして調整を心がけている。

現代は物も満ち溢れ、食べ物もたいへん豊富になった。安全なものもあれば、化学物質の入ったものもずいぶんあるだろう。情報やパッケ

ージを読めない私たちにとって、選ぶのが難しいという状況ではあるが、良いもの（体が喜ぶもの）など、少しでも自然のものを多く取り入れていきたいと思う。
　それぞれのライフスタイルに応じて、興味のあること、やりやすいことを意識して続けることが健康維持のポイントになるのではないだろうか。私は性格的に毎日こつこつとコンスタントに行うことは苦手なので、せめて、大雑把でも良いから、なるべくバランスよくいろいろなものを食べる、食事を楽しむ、美味しいと思えるものを作るなどして、食生活を楽しんでいきたいと思っている。
　これからも良い情報を取り入れながら、息切れのない程度に無理なく楽しく健康作りを心がけたい。

みんなに役立つ生活習慣病対策 -視覚障害者の事例から-

平成25年3月25日　初版発行

| | |
|---|---|
| 編　　　集 | 社会福祉法人　桜雲会 |
| イ ラ ス ト | タカハシコウコ |
| 発行責任者 | 高橋昌巳 |
| 発　行　所 | 社会福祉法人桜雲会点字出版部 |

　　　　　　〒169-0075
　　　　　　東京都新宿区高田馬場4-11-14-102
　　　　　　TEL　03-5337-7866
　　　　　　FAX　03-6908-9526
　　　　　　E-MAIL　ounkai@nifty.com
　　　　　　URL　http://homepage2.nifty.com/ounkai/

ISBN978-4-904611-24-1
©桜雲会

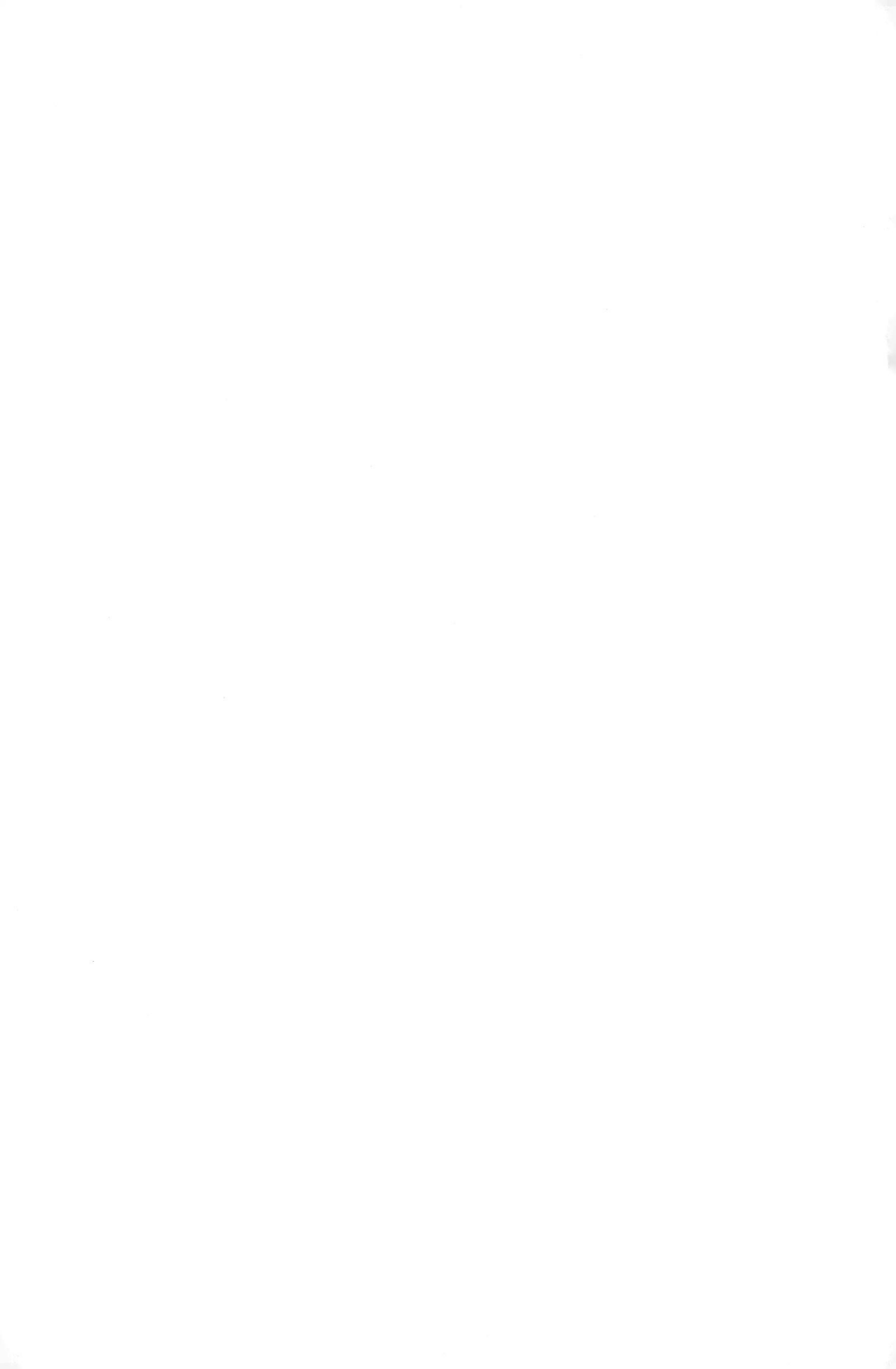